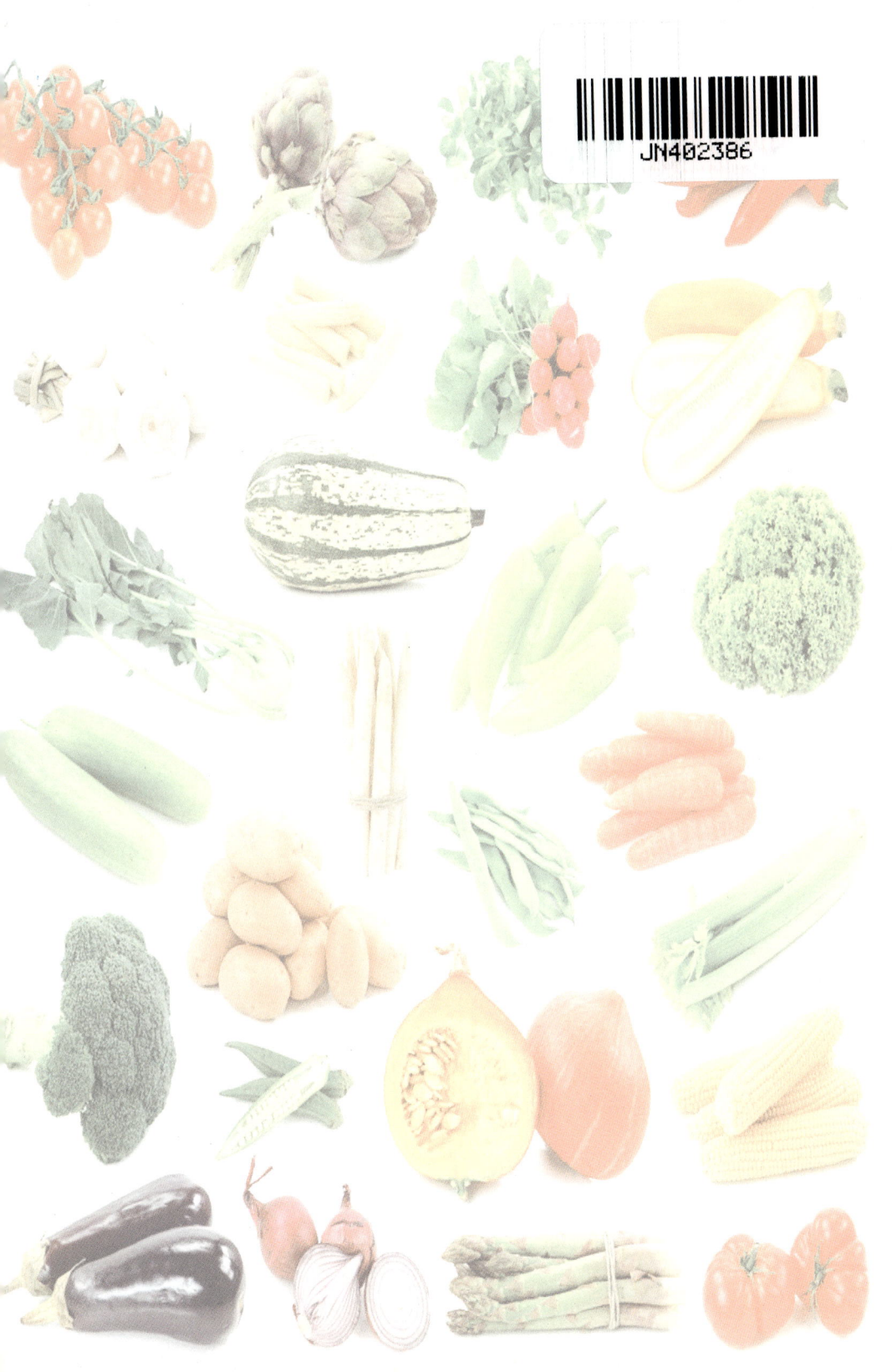

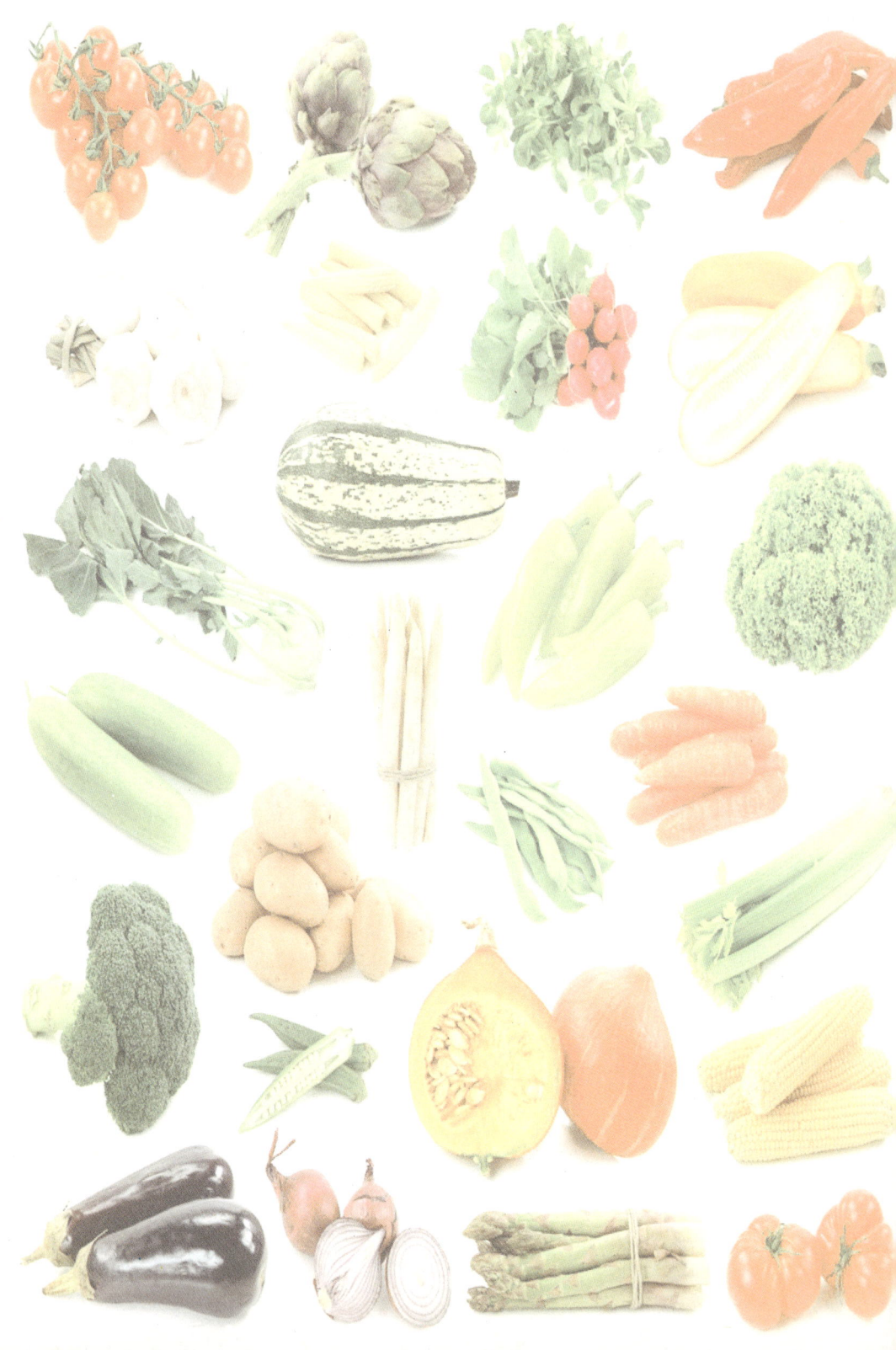

만병을 예방하고 치료하는 건강비법

내 몸을 살리는
야채수프 365일 건강법

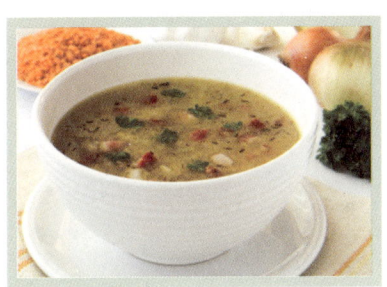

Vegetable Soup to
make use of my body hygiene

다테이시 가즈 _ 지음 · 김진형 _ 편역

아이템북스

■ 머리말

야채수프와 함께해 온 30여 년

내가 인생 후반기를 사는 동안 연구해 온 결과인 '야채수프 식이요법'을 두고 사람들은 '야채수프는 만병통치약이다'라고까지 말한다.

실제 말기암 선고를 받고 얼마 살지 못할 것이라고 예견된 환자가 야채수프만 먹고 암을 극복하거나, 당뇨병이나 C형 간염 같은 현대의학으로 고칠 수 없는 만성병이 야채수프를 먹고 거짓말처럼 회복된 사례들이 나타났기 때문이다.

야채수프는 지금까지 붐을 일으킨 수많은 건강법과는 전혀 다르다. 인체를 철저하게 연구하여 이제까지 하나의 상식으로 정착된 의학의 근본적인 잘못을 극복하고 완성시킨 새 의학인 것이다.

야채는 얼핏 보기에는 흔해빠진 소재이지만 이 속에 인간 생명의 근원이 되는 비밀이 숨겨 있었다. 나는 오랫동안 연구한 끝에 그 사실을 알아냈고 야채수프를 개발했다. 그리고 야채수프를 중심으로 하고, 그것을 보충하는 현미차 등의 이용법을 완성시켰다.

그런데 이러한 건강법의 일부는 현대의학의 상식과는 정면으로 대립

하는 면이 있다. 그래서 나는 우선 주변 사람들을 중심으로 야채수프를 보급해 왔다.

나는 이른바 정식 의사가 되는 교육과는 다른 훈련을 받아왔다. 그 과정에서 수많은 인체를 해부할 기회가 있었다. 말없는 주검이었지만 거기에는 깜짝 놀랄 정도로 인체의 비밀과 질병과 건강에 대한 이야기가 숨겨져 있었다.

그 시간 동안 많은 진실을 발견하고 그 진실이 이른바 의학적인 상식과 얼마나 다른지를 알게 되었다. 그 결과로써 개발한 것이 야채수프였다.

나의 연구는 예방의학에 속한다. 인간의 몸을 구성하고 있는 물질을 먼저 인식하고 화학적으로 어떠한 모양으로 건강이 유지되고 있는가를 고찰하는 것부터 시작한 것이다. 의학에서 가장 중요하고 근본적인 분야인 생화학 연구 성과가 내 연구를 뒷받침해 주었다.

하지만 의학적 상식에 반하는 이 방법론이 일반적으로 받아들여지기란 무리가 있었다. 의학계가 나의 이론과 존재를 어떤 시각으로 볼 것인지는 불 보듯 뻔한 일이었다.

그 모든 시각을 우선 무시하기로 하고 내가 발견한 결론만 이용하기로 했다. 내가 바란 건 사람들이 건강을 되찾는 것뿐이었다.

그래서 나는 전국을 돌며 건강 상담 형태로 건강지도를 해왔다. 그 과정에서는 의료법 문제 때문에 타인의 몸을 만지거나 약을 짓는 등의 행위는 할 수 없었다. 그렇게 하지 않고도 이제까지 수만 명의 환자들을 돌보아 왔다.

이제 상대방의 얼굴 색깔이나 손바닥 색깔, 그리고 간단한 행동만 보아도 그의 장애가 어디부터 시작되고 있는지 훤히 알 수 있다.

이렇게 건강지도모임, 건강에 대한 강연회 등을 통해 많은 사람들에게 야채수프를 권해왔다. 동시에 일반적으로 잘못 알고 있는 의학적 상식이나 영양학적 오류를 바로 잡아왔다.

그 결과 많은 사람들이 건강을 되찾았다. 건강을 고민하는 사람들의 인생에서 조언자 역할을 했던 것이다.

이처럼 사소하고 보잘 것 없는 범위에서 이뤄진 활동이었지만 그 효과가 매우 커서 야채수프에 대한 소문은 꼬리에 꼬리를 물고 이어졌다. 그래서 많은 사람들이 야채수프를 먹게 된 것이다.

이제까지 세계의 대학, 의학자들로부터 야채수프와 현미차에 대한 연구 데이터를 가르쳐 달라는 요청들이 꽤 많이 들어온다. 그런데 예전에 어느 의사에게 데이터를 제공한 적이 있었다. 그런데 몇 달 뒤, 그 의사는 나의 연구 데이터를 한 제약회사에 넘겨주어 신약 개발 자료로 발표하고 그로 인해 박사학위를 받았던 것이다.

이와 같이 이제까지 가르쳐 준 데이터는 개업의사로부터 대학병원의사에 이르기까지 거의 그들은 아무 연구도 하지 않고 박사학위를 취득하는 도구로 이용될 뿐이었다.

몇 차례의 아픈 경험 이후로 나는 그들의 요청을 단호히 거절해 왔다. 오직 주변 사람들에게만 도움이 되기만 바래왔다.

그러나 요즘은 생각이 달라졌다. 사람들의 생명이 소중하기 때문이다. 야채수프를 통해 더 많은 사람들이 건강해지기를 바랄 뿐이다.

많은 사람들에게 야채수프가 널리 알려지는 건 좋은 일이었지만 한편으로는 부작용도 나타났다. 야채수프를 만드는 법, 복용법 등이 잘못 전달되어 발생되는 오류 또한 홀로 책임져야 했다.

경우에 따라서는 야채수프의 효과를 얻기는커녕 오히려 건강을 해치는 수도 있었다. 또한 가짜 야채수프가 일반에 나돌게 되었다. 한편으로는 수많은 사람들에게서 건강에 대한 상담 문의가 쇄도하고야 말았다.

혼자서 전국을 다니며 건강 상담을 하는 데도 한계가 있었다. 주변 사람들과 상의한 끝에 일정 장소를 정해 정기적으로 건강 상담을 할 수 있는 체제를 갖추기로 결정했다.

그리고 이제까지 정리한 것들을 책으로 발간해 세상에 널리 알리기로 결심했다.

각 대학이나 의학 관계자들이 이 책을 기초로 더 많이 연구해서, 부작용이 없고 많은 사람들이 안심하고 치료받을 수 있는 의학체계가 확립되기를 진심으로 바란다.

야채수프는 의학적 상식과는 정반대되는 점도 많다. 그러나 무엇이 옳은가는 환자들의 결과가 증명하고 있다.

이 책의 야채수프요법을 그대로 실천하면 틀림없이 생명의 은총을 받게 될 것을 약속드린다.

다테이시 가즈 立石 和

■ 차례

머리말 _ 004

Part 1 _ 야채수프 요법의 비밀 _ 015

제1장 야채수프가 효과적인 이유 _ 016
- 기특한 야채의 기특한 비밀 _ 016
- 인체의 세 가지 기본 조건을 갖추게 하는 '야채수프' _ 019
- 야채수프는 문제가 생긴 체세포를 되살려 준다 _ 021
- 야채수프는 정상인의 체세포 활동을 왕성하게 한다 _ 023

제2장 야채수프가 필요한 현대인 _ 024
- 현대 식품환경, 적신호이다 _ 024
- 잘못된 식습관, 수명을 단축시킨다' _ 026
- 현대인, 위험한 환경 속에서 산다 _ 029
- 현대 성인병, 갈수록 급증하고 있다 _ 032
- 예방의학에서 보는 야채수프와 샴푸 _ 034

제3장 야채수프 식이요법에 필요한 수프와 차 만드는 방법 _ 037
- 야채수프 만들기 _ 038
- 야채수프 보조식 만들기 _ 041

  현미차 만들기 _ 041

  기침을 멈추게 하는 무즙 만들기 _ 043

  혈액을 만들어 주는 음식 만들기 _ 045

  알로에 야채수프 만들기 _ 047

제4장 야채수프, 알고 시작하자 _ 051
- 야채수프를 먹으면 나타나는 일시적인 반응 _ 051
- 야채수프를 활용한 건강관리 방법 _ 053
- 야채수프요법으로 질병이 낫기까지의 기간 _ 054
- 야채수프를 먹는 이들을 위한 22가지 Q&A _ 057

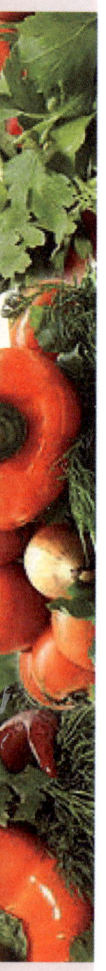

제5장 죽음에서 벗어난 이들의 증언 _ 068
- 야채수프를 만난 순간 암세포는 끝! _ 068
- 일본 전 부총리 와타나베씨의 부활 _ 070
- 말기암이 불과 3개월만에 없어졌다 _ 072
- 백혈병이 완쾌된 프로야구 감독의 부인 _ 076
- 야채수프는 단순한 건강식이 아니라 확실한 약이다 _ 077
- 폐암 걸린 며느리가 항암제 부작용에서 벗어났다 _ 080
- 숙취 증세가 사라졌다 _ 081
- 뇌경색이 3주일만에 없어졌다! _ 082
- 5개월만에 간경변이 완치됐다 _ 084
- 피로감이 사라지고 컨디션이 좋아졌다 _ 085
- 간암인 어머니가 건강을 되찾았다 _ 086
- C형 간염이 5개월 만에 사라졌다 _ 087
- 만성 불쾌감과 불면증이 없어졌다 _ 088
- 혈압과 간 기능이 개선되었다 _ 089
- 기미와 잡티가 없어지고 당뇨병이 나았다 _ 090
- C형간염이 1개월 만에 좋아졌다! _ 092
- 폐암에 걸린 동생이 완쾌되었다 _ 094

Part 2 _ 야채수프가 질병을 다스린다 _ 097

제6장 암, 백혈병, AIDS를 극복하는 야채수프 _ 098
- 암의 발생 원인과 퇴치하는 원리 _ 098
- 암을 정복하는 야채수프 건강법 _ 101
- 암수술이 위험한 이유 _ 102
- 방사선 치료가 두려운 이유 _ 104
  - 코발트60, 방사선의 배반 _ 104
  - 방사능 허용량의 의미는 무얼까 _ 105
- 항암제가 위험한 이유 _ 107
- 면역과 항체라는 말의 남용 _ 108
- 콧수염의 비밀 _ 109

- 유방암과 자궁암을 정복한다 _ 109
- 백혈병과 근육무력증을 치료한다 _ 110
- 소변요법의 원리 _ 111
- 소변요법과 야채수프의 건강법 _ 112
- 에이즈 및 말기암에 복용하는 이 건강법의 주의점이다 _ 112
  - 야채수프와 소변요법의 만남, AIDS 특효약 탄생 _ 113

제7장 치매를 이겨내는 야채수프 _ 115
- 치매가 발생하는 이유 _ 115
- 뇌 장애를 회복시키는 데 특효 _ 118
- 야채수프 외에 환자에 대한 배려심도 필요하다 _ 121
- 치매를 가중시키는 것들 _ 122
  - 육류와 유제품 _ 122
  - 화학합성물질 _ 123
  - 냉난방 시설 _ 124
  - 금속류 장신구의 실체 _ 125

제8장 내장 질환과 비뇨기 질환을 고치는 야채수프 _ 128
- 당뇨병, 예방과 건강관리 _ 128
  - 운동과 호르몬 분비 _ 130
- 신장병과 네프로제 증후군의 건강관리 _ 132
  - 신장 기능을 회복시켜 주는 음료 _ 133
  - 신장결석, 담낭결석, 방광결석, 요로결석을 제거하는 요리 _ 135
  - 결석에 좋은 음료 1 _ 136
  - 결석에 좋은 음료 2 _ 136
  - 담석 통증을 멈추게 하는 음료 _ 137
- 당뇨병과 고혈압 등에 좋은 담쟁이덩굴차 _ 137

제9장 관절염과 각종 통증 잡는 야채수프 _ 140
- 무릎관절염, 구조와 건강관리 _ 140
  - 류머티즘을 완화시키는 음료 _ 141
  - 류머티즘을 완화시키는 습포 _ 142

각종 현대병을 완화시키는 음료 _ 143
- 여성의 속옷, 거들의 위험성 _ 144
- 요통 치료 운동 _ 145
   복근운동 _ 145
   배근운동 _ 146
- 오십견 치료 운동 _ 147

제10장 피부와 기관지의 트러블을 잡는 야채수프 _ 148
- 아토피성 피부염과 신장 기능과의 관련성 _ 148
- 아토피성 피부염 환자의 식이요법 _ 150
   아토피성 피부염에 좋은 어성초 _ 151
- 기저귀 부작용과 욕창 _ 152
- 천식을 치료하는 건강법 _ 154
- 대머리라면 두피부터 재생시켜라 _ 157
   두피를 재생시키는 육모제 _ 160

Part 3 _ 건강과 의학에 대한 잘못된 상식 _ 163

- 치료란 무엇인가 _ 164
- 발열을 억제하지 말라 _ 166
- 자석매트, 저주파, 전기치료의 위험 _ 169
- 건강식품, 불량식품의 실체 _ 171
- 자제해야 될 우유와 육류식품 _ 173
- 주스와 드링크제의 '독' _ 175
- 비타민 E · C의 과다섭취 _ 175
- 칼슘, 철분, 마그네슘의 과다섭취 _ 176
- 영양학의 오류 _ 177
- 무서운 약의 부작용 _ 179

Part 4 _ 각종 야채의 효능 _ 181

제 11장 야채와 함께하는 현대인의 건강 _ 182

- 부종, 황달에 좋은 미나리 _ 184
- 인후, 담에 좋은 도라지 _ 185
- 피로, 폐에 좋은 더덕 _ 186
- 살균, 암에 좋은 마늘 _ 187
- 피부, 오장에 좋은 가지 _ 189
- 영양공급, 질병예방에 좋은 배추 _ 190
- 신장, 골수에 좋은 양배추 _ 191
- 혈압에 좋은 양파 _ 192
- 비위, 혈당에 좋은 당근 _ 193
- 치아, 손·발톱, 털에 좋은 오이 _ 194
- 비위, 심장에 좋은 쑥갓 _ 195
- 근육, 뼈에 좋은 상추 _ 196
- 해수, 변비에 좋은 피마자 _ 197
- 혈액 순환, 신경계에 좋은 죽순 _ 199
- 냉증, 병 회복에 좋은 부추 _ 200
- 부종, 해독에 좋은 머위 _ 202
- 체질개선, 궤양에 좋은 토란 _ 202
- 피부, 해열에 좋은 무 _ 204
- 지혈, 니코틴 해독에 좋은 연근 _ 205
- 배뇨·배변, 폐열에 좋은 아욱 _ 206
- 변비, 소화에 좋은 시금치 _ 207
- 몸이 냉할 때는 생강 _ 209
- 고혈압, 당뇨병에 좋은 토마토 _ 210
- 부기제거, 관절염에 좋은 수세미 _ 211
- 당뇨병, 요로결석, 고혈압, 동맥경화에 좋은 옥수수 수염차 _ 212

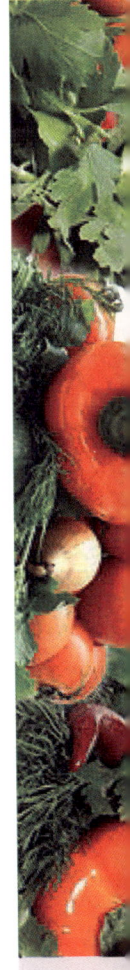

제12장 각종 야채즙의 재료와 복용법 _ 214
- 자주개자리 _ 214
- 아스파라거스 _ 216
- 사탕무 _ 217
- 사탕무＋야자＋당근 _ 218
- 사탕무＋오이＋당근 _ 219
- 양배추 _ 221
- 당근 _ 223
- 셀러리 _ 225
- 오이 _ 227
- 민들레 _ 228
- 쓴상추 _ 229
- 회향 _ 230
- 뚱딴지돼지감자 _ 231
- 해조류 분말가루 _ 232
- 겨자 _ 233
- 파파야 _ 234
- 파슬리 _ 235
- 피망 _ 236
- 감자와 고구마 _ 237
- 제비콩 _ 239
- 순무 _ 240

부록 _ 야채의 주요 영양성분 해설 및 특성 _ 242
게르마늄 _ 242 / 구연산 _ 243 / 나트륨 _ 244 / 단백질 _ 244 /
레시틴 _ 245 / 멜라닌 색소 _ 246 / 미네랄 _ 246 / 비타민 _ 247 /
사포닌 _ 249 / 섬유질 _ 250 / 엽록소 _ 250 / 요오드 _ 251 /
정장효과 _ 251 / 카로틴 _ 252 / 칼륨 _ 252 / 칼슘 _ 253 /
콜레스테롤 _ 253 / 탄수화물 _ 254 /

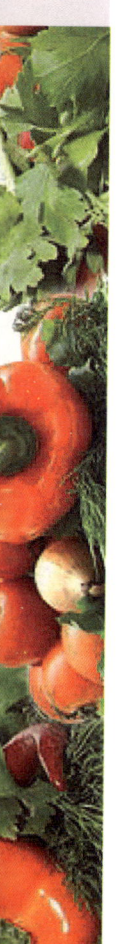

Part 1
야채수프 요법의 비밀

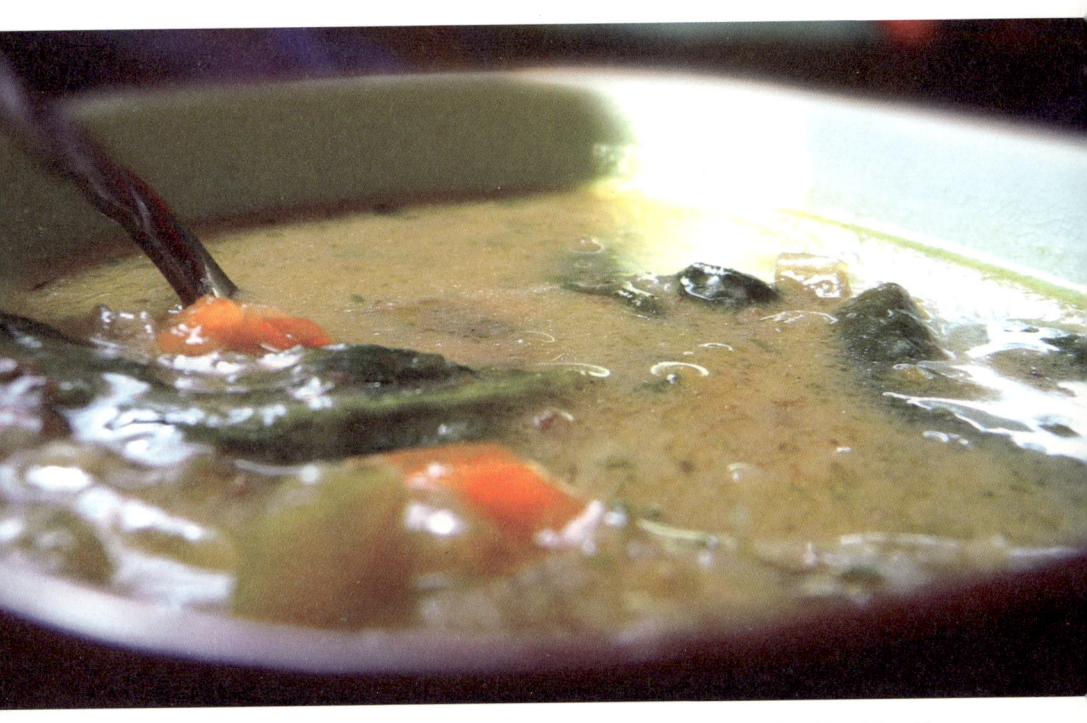

제1장
야채수프가 효과적인 이유

 기특한 야채의 기특한 비밀

　채소가 살아가는 흙 속에는 수많은 유해 미생물들이 살고 있다. 손에 쥔 한줌 흙에 우리나라 총인구수와 맞먹을 만큼의 미생물이 들어 있을 정도이다. 푸른곰팡이에서 발견된 페니실린을 비롯하여 스트렙토마이신 같은 항생물질의 대부분이 이 토양 속 성분에서 만들어진다.

　채소는 이 훌륭한 토양 속에서 새싹을 틔우고 자라면서 많은 미생물들의 작용에 의해 수많은 영양소를 흡수한다. 내리 쬐는 태양빛 아래에서 자연의 모든 것을 흡수하여 인간의 생존과 건강에 필수적인 엽록소와 철분, 미네랄 같은 비타민류를 생성하고 그대로 인간에게 제공해 준다.

　그런데 사람들은 자연의 고마움을 무시하고 야채의 소중함을 가볍게 여김으로 결국 병에 걸리게 된다. 사실 수많은 미생물에 의해 길러지고 성장한 야채가 항생물질보다 탁월한 효과를 주는 건 당연하지 않겠는가. 그래서 "이제라도 야채를 먹자! 먹기 싫으면 수프를 만들어서라

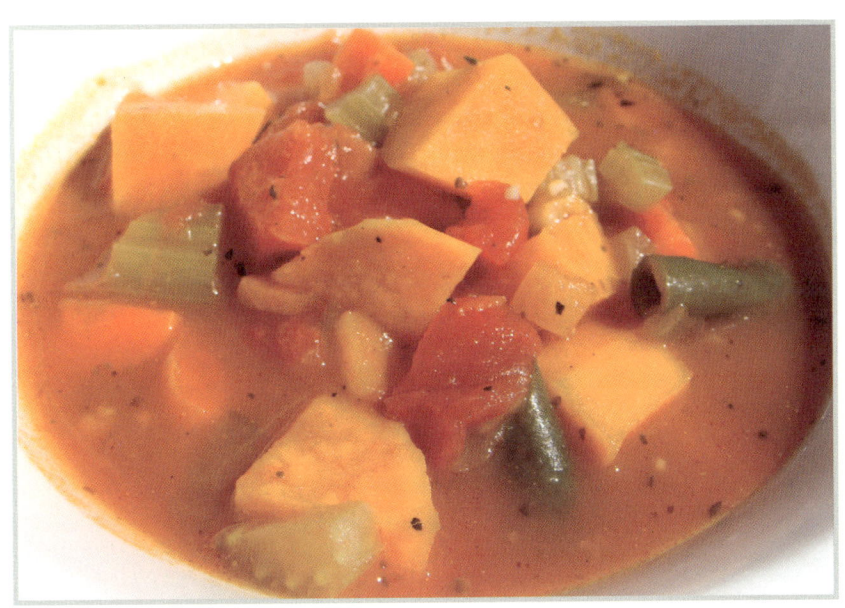

도 먹자!"고 계속 권하는 것이다.

특히 야채 중에서도 토양의 혜택을 듬뿍 담고 있는 건 근채류이다. 야채수프에서 근채류를 많이 사용하는 건 그 이유 때문이다. 야채수프를 통해 이제까지 식료품에 불과했던 야채는 '치료제'의 개념으로 바뀔 만큼 병증 치료에 놀라운 효과를 보였다.

그런데 최근에는 손쉬운 수경재배법으로 야채를 키우기도 한다. 수경재배는 화학합성물질인 비료를 섞은 물에 야채를 키우는 것이다. 여기서 자란 야채에는 흙 속에 들어 있는 미생물에 의해 생성된 훌륭한 자연의 약물이 포함되어 있지 않다. 오히려 화학합성물질을 포함하고 있을 뿐이니 이러한 야채를 계속 먹는다면 언젠가 인체에 문제가 발생할 것이 당연하지 않겠는가.

야채수프는 현대인들이 가장 두려워하고 관심을 갖는 암 치료에 탁월한 효과가 있다. 암은 현대인의 사망 원인 중 1위를 차지하는 무서운 질병이다. 대부분의 사람들은 암에 걸리면 절대로 살아남지 못한다고 생각한다. 그러나 야채수프는 많은 사람들의 암을 놀랍게도 단시간에 고쳐주고 있다.

야채수프의 기적이 일어나는 이유는 무엇일까?

그 메커니즘은 다음과 같다.

암은 세포의 갑작스런 암화癌化에 의해 발병한다. 그러면 인체는 자체의 치유력으로 고치기 위해 암세포에 일정한 물질이 엉겨붙게 된다. 그 물질은 세포의 대사현상에 관계된 단백질의 하나인 티로신 Tyrosine이 변한 아자티로신과 인체의 3분의 1을 차지하고 있는 경단백질인 콜라겐이다.

이 물질은 암세포를 발견하면 주위에 모여들어 금방 암세포를 둘러싸서 더 이상 암세포가 활동하지 못하도록 공격하여 제압해 버린다. 또한 이 물질은 인체의 영양 밸런스를 유지시켜 주는 역할도 한다.

야채수프는 아자티로신과 콜라겐을 돕는 역할을 한다. 그래서 암이나 약물중독 또는 기능장애를 개선하는 치료법으로 놀라운 효과를 보인다. 또한 야채수프에는 암을 예방하는 엽산이 다량 포함되어 있다. 이는 야채수프가 암을 치료하는 데 탁월한 효과를 보이는 이유 중 하나이다.

다른 어떤 약물보다도 우리에게 야채를 주는 자연에 감사해야 한다. 야채수프가 인체에 뛰어난 효과를 보이는 것도 자연의 혜택 덕분이다.

🥭 인체의 세 가지 기본 조건을 갖추게 하는 야채수프

인체를 구성하는 기본 요소는 체세포, 칼슘 그리고 인체의 3분의 1을 차지하는 콜라겐이다. 이 세 가지가 균형있게 유지되면 결코 병에 걸리지 않는다. 만약 칼슘이 너무 많거나 적어지면 질병에 걸린다. 체세포와 칼슘은 항상 균형을 이루고 있어야 하기 때문이다. 이러한 균형을 유지해 가려면 어떻게 해야 할까? 몸을 보다 강력하게 활성화시키는 방법은 무엇일까? 그 해답은 생명의 원리에서 찾아야만 한다.

생체, 생리, 병리, 임상학 등 다양한 분야에서 분석한 결과 인체를 관장하고 조절하는 가장 중요한 기관은 뇌임이 밝혀졌다. 그렇다면 이 뇌를 구성하고 있는 물질은 무엇일까? 이것은 매우 중요한 의미를 갖고 있으므로 함께 밝혀 보자.

우선 뇌세포의 주요 요소부터 알아내야 하는데, 많은 동물 실험을 통해 그것이 인燐이라는 사실을 밝혀냈다. 인이 없으면 생물은 생존할 수 없다. 그렇다면 인을 더 많이 섭취하면 체세포에 좋은 영향을 미쳐 더 좋은 변화가 생기지 않겠는가 하는 의문을 갖고 여러 가지 동물을 대상으로 실험이 실시되었다.

그러나 실험은 실패로 끝났다. 인과 칼슘은 재빨리 결합하는 성질을 가지고 있으므로 이것을 결합시켜 생체에 주입해 보았다. 그러나 체세포와 그 외 다른 세포에서도 별다른 변화가 나타나지 않았다.

여기서 알게 된 것이 갓난아이에게 하루 3시간의 일광욕을 시키면 비타민D가 보급된다는 사실이었다. 인체에는 비타민D가 없어서는 안 될 중요한 영양소임을 알게 되었다.

그래서 실험동물들에게 비타민D와 함께 인과 칼슘을 투여하자 털 상태부터 피부, 동작 등에 크게 개선되는 효과가 나타났다. 그리고 체세포가 활발하게 증식되었다. 하지만 인과 비타민D만으로는 혈액의 균형이 유지되지 않았다. 그래서 엽산, 철분, 미네랄과 석회를 혼합하여 체세포와 그보다 성장이 빠른 암세포를 경쟁, 비교하는 동물실험을 진행했다. 그 결과, 체세포의 성장이 빨라지고 암세포는 후퇴했으며, 체세포는 암세포 주변을 둘러쌌다. 동시에 암세포가 체세포로 변해 버렸다.

동물의 내장에서부터 뇌에 이르기까지 암세포를 이식시켜서 동일한 실험을 수백여 차례 반복했다. 결과는 동일했다. 암세포는 거뜬히 없어졌다. 동시에 체세포와 콜라겐은 놀라운 속도로 증식해 갔다. 칼슘과 인 그리고 비타민D를 생체에 필요한 만큼 보충해 주면 암이 제압될 때까지 체세포가 활성화된다는 사실을 알게 되었다. 동시에 알게 된 사실은 체내에 아무리 칼슘을 보내더라도 인이 없으면 오히려 해가 될 뿐이라는 점이었다. 인을 먼저 체내에 축적시켜 놓으면 체내에서 기다리고 있던 인이 칼슘과 결합하여 허실없이 몸의 모든 체세포로 보내진다는 사실도 확인했다. 또한 비타민D가 몸에 충분하면 칼슘의 흡수를 돕는다는 것도 알게 되었다. 야채수프는 이러한 인과 비타민D를 인체에 축적시키는 여러 조건을 모두 만족시켜 주었다. 인체를 성장 및 유지시키고, 노화를 막으며 질병을 방어하는 세 가지 기본 조건을 갖추게 한다.

야채수프는 연령을 불문하고 두뇌 활동을 활발하게 만들어 주고 신체의 모든 부분을 활성화시켜 준다. 결국 젊어지는 비약인 것이다.

🌶 야채수프는 문제가 생긴 체세포를 되살려 준다

　야채수프는 인체에서 가장 딱딱한 단백질인 콜라겐을 증강시켜 나이에 관계없이 성장기의 아이들과 같은 몸을 만드는 원동력이 된다. 그와 동시에 체내에 들어온 야채수프가 화학변화를 일으켜 30가지 이상의 항생물질이 생성된다. 그 중에서도 아미티로신이나 아자티로신과 같은 암세포에 달라붙는 특수한 물질이 증가함으로써 암세포가 불과 3일 안에 제압된다.

　또한 인체를 구성하고 있는 체세포를 바꿀 수 있다. 이 체세포는 암에 대한 면역력을 갖고 있기 때문에 다시 암에 걸릴 일은 없다. 이러한 조건을 갖추고 있으므로 말기암 환자라도 100% 완치될 수 있다.

　산소호흡기를 달고 있는 말기암 환자에게 카테터catheter, 조사 또는 약물 주입을 위해 식도, 위장, 요도 등에 넣는 관를 이용하여 야채수프 200cc와 현미차 200cc를 45분 간격으로 주입해 주자 체세포가 금방 증가했다. 야채수프와 현미차의 작용으로 생체가 되살아나 원기를 되찾은 것이다. 이런 경우의 환자에게는 야채수프와 현미차를 하루에 각 0.6ℓ 600cc 정도의 양이 적당하다. 다음날부터는 환자 자신이 손수 수프를 먹을 수 있게 된다. 이때 주의할 점은 야채수프 외에 항암제나 기타 약물을 복용해서는 안 된다는 것이다.

　야채수프와 현미차는 이제까지 말기암 환자 6만 명 이상에게서 효과를 거두었다. 그들 모두 생존하여 예전처럼 열심히 살고 있다. 야채수프요법을 실시한 사람들의 평균 99% 이상이 효과를 보았다.

　야채수프는 체세포를 증식, 강화시키고 동시에 백혈구와 혈소판을 증강시키며, T세포의 작용을 3배 속력으로 배가시켜 인체를 강력하게 만든다. 그 결과 면역력이 강화되어 암이나 에이즈 같은 매우 광범위한 질병에도 위력을 발휘한다.

또한 현미차는 당뇨병 환자가 복용할 경우 이뇨작용을 촉진하고 당을 분해하며 인슐린 작용을 돕는, 최고의 효능을 보게 된다. 복막에 고인 물을 제거할 때도 다른 이뇨제보다도 빠른 효과를 볼 수 있다. 혈액이나 혈관 내의 정화작용에도 놀라운 위력을 보여 준다.

심장병 환자가 야채수프와 현미차를 하루 0.6ℓ 이상씩 20일 이상 먹는다면 모두 정상으로 회복된다. 암 환자도 야채수프와 현미차를 함께 먹을 때 치유 조건은 배가된다.

대부분의 질병은 야채수프와 현미차를 함께 복용하면 효과가 크다. 특히 야채수프는 인체에 놀라운 작용을 하며, 현미차는 야채수프의 작용을 돕는 역할을 한다. 현미차는 혈액의 흐름을 좋게 하고 인슐린과 이뇨효과를 배로 증가시킨다.

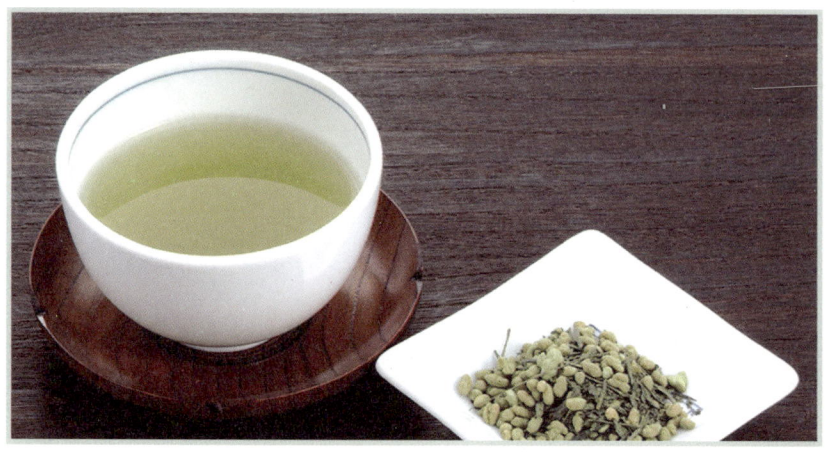

야채수프는 정상인의 체세포 활동을 왕성하게 한다

　야채수프요법이 병을 치료하는 데만 유효한 건 아니다. 병은 치료보다 예방이 중요하듯 야채수프는 병에 걸리지 않기 위해 스스로 방비하는 차원에서 먹어야만 한다.

　인체는 나이가 들면서 점차 체세포의 재생 기능이 떨어져서 노화현상이 나타난다. 야채수프는 이 메커니즘과 관련돼 있다. 즉 체세포에 노화현상이 발생하지 않도록 재생 능력을 제공해 주는 것이 야채수프다.

　그러기 위해서는 우선 인간의 두뇌에 작용해야만 한다. 그 이유는, 두뇌가 온몸 구석구석, 세부적인 체세포까지 모두 조절하기 때문이다. 뇌의 구성 요소를 분석해 보면, 육류나 칼슘 등의 비율이 크다. 그래서 수프에 인과 칼슘 등이 포함된 식품을 넣는 것이다. 이 수프를 먹게 되면 체세포에 대한 콜라겐의 작용이 세 배로 증가한다.

　이렇게 건강을 향상시켜서 노화를 늦춰 준다. 육류를 섭취하지 않고 밥, 야채, 해조류, 어패류만으로도 충분히 건강을 유지하며 바쁜 일상생활을 거뜬히 해낼 수 있다. 야채수프를 먹으면서 일상적인 음식물에 주의한다면 병에 걸리지는 않을 것이다.

제2장

야채수프가 필요한 현대인

🍊 현대 식품환경, 적신호이다

현대인들이 먹고 사는 음식물을 살펴보면 위험이 가득하다.

요구르트를 한 예로 들어 보자. 생쥐에게 요구르트를 계속 먹이는 실험을 했다. 일정 시간이 지나자 생쥐의 행동이 이상했다. 조사해 보니 모든 생쥐가 백내장에 걸려 눈이 보이지 않고 있었다.

최근 현대 아이들에게 백내장이 늘어나고 있다. 어쩌면 이것은 요구르트 때문은 아닐까 조심스레 의심해 본다. 인간에게 미치는 영향이 확실히 밝혀지지는 않은 때문인지 놀랍게도 생쥐에 대한 실험 결과는 공표되지 않았다. 하지만 의학잡지에는 일찍이 보고된 바 있다.

이런 예는 소고기와 돼지고기에서도 볼 수 있다. 농산물 수입자유화와 함께 육류 소비가 늘었다고 한다. 그런데 이와 더불어 입이 마비되고 손발이 마비되어 움직일 수 없게 되었다며 병원을 찾는 사람들도 함께 증가하고 있다.

바로 육류 속에 들어 있는 디스토니아 dystonia 라는 균에 의해 뇌에 장애가 생긴 때문이다. 어떤 젊은이는 입이 다물어지지 않아 반년 동안이나 입을 벌린 채 병원에 누워 있는 예도 있다.

이제 우리들의 식생활에 개선이 필요한 때이다. 육류를 통해서가 아닌 어패류, 야채, 쌀 등을 통해 칼슘을 섭취해야 한다. 옛부터 우리가 먹어 온 된장국에는 우유의 약 세 배 정도의 칼슘이 들어 있다. 된장국을 기피하는 현대인들이 많은데, 사실 된장은 양질의 칼슘 보고인 셈이다.

작은 생선이나 큰 생선이나 칼슘 함유량은 동일하다. 뼈를 먹어야 칼슘을 섭취할 수 있다고 잘못 생각한 데서 이런 오해가 생긴 것 같다. 인체에 있어서도 체세포와 살 속에는 뼈세포와 같은 수만큼의 칼슘이 들어 있다. 즉 뼈에만 칼슘이 함유된 건 아니다.

만약 아침, 점심, 저녁 식사 때마다 밥, 된장국, 야채와 해조류 등을 균형 있게 먹는다 해도 병에 걸리는 일은 없다. 게다가 걷기운동을 겸하면 몸 안에 칼슘이 풍부해진다.

칼슘은 인체 내에서 결코 자연적으로 생성되지 않는다. 또한 외부로부터 들어온 칼슘은 그만큼 몸 밖으로 나가게 된다.

이를테면 NASA미국우주항공국에서는 비행사가 지구로 돌아오면 우선 아침마다 언덕에 모여 조깅을 한다. 쉽게 칼슘 약제를 주지 않는다. 만약 무중력하에 있던 그들에게 칼슘제를 먹인다면 죽을 수도 있기 때문이다.

칼슘은 인체에 너무 많은 경우 모두 배출해 버린다. 그만큼 인체에 중요하고도 위험하기 때문이다. 칼슘은 달리기, 걷기 운동을 통해 생성되므로 하루에 한 시간씩 반드시 운동하기를 권한다.

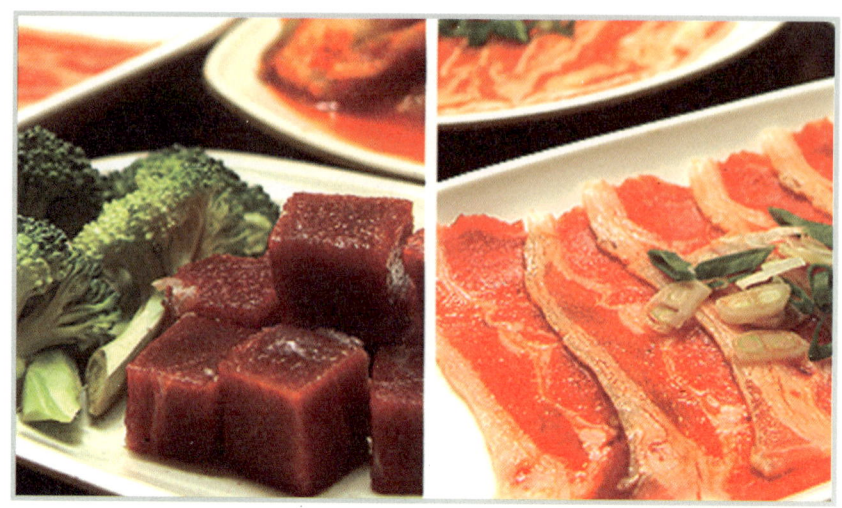

　요즘은 교통이 발달하여 현관문만 나가면 택시, 버스, 전철을 곧바로 이용할 수 있다. 편리성이 독이 되기도 한다. 신체장애자나 환자가 아니라면 3km 이내는 걷도록 하자.

　최근에는 빵을 먹는 인구가 늘고 있는데, 건강 면으로는 바람직하지 않다. 빵을 계속 먹게 되면 머리 내에 산소결핍상태를 일으킬 수 있기 때문이다.

잘못된 식습관, 수명을 단축시킨다

　이처럼 야채수프가 큰 효능을 보이고 있지만 원래 예방이 목적인 식이요법이므로 질병을 불러오는 생활습관을 갖고 있다면 효과는커녕 오히려 병을 발생시킬 수 있다. 현대인은 위험한 생활환경하에서 살아가고 있으므로 늘 조심해야 한다.

만약 수명을 줄이고 싶다면 동물의 간으로 만든 음식을 먹고 자석요 위에서 자면 된다. 특히 관동맥협착이 있는 사람이라면 동물의 간을 먹자마자 그 자리에서 사망하게 될 것이다. 사망하지 않더라도 계속해서 그 음식을 먹는다면 1주일 내에 몸은 망가져 버린다.

또 육류에 들어 있는 균이 뇌 장애를 일으키기도 한다. 식육 안에는 상품화하기 위해 첨가한 항생물질이 40여 종류 이상 포함돼 있다. 그 중에는 가드레일 등에 사용되는 형광도료와 같은 종류들이 포함되어 있고 페인트가 칠해지기도 한다. 정육점의 진열장 유리는 사람의 눈을 속이기 위해 약간 구부러져 있는데 이러한 도료를 사용함으로 고기가 깨끗하고 싱싱해 보이게 한다. 만의 하나 싱싱하지 않은 고기를 먹어서 디스토니아균이 체내로 들어오면 입이 다물어지지 않는 증상이 생기는 것이다.

동물의 혈액은 인간의 몸에 들어가면 알레르기를 일으키거나 혈관 속에서 소용돌이치며 흐른다. 그래서 심장, 특히 동맥이 위축된다. 굵은 혈관은 동물의 혈액이 통과하지만 가는 혈관은 절대로 통과하지 못하도록 조임으로 말초혈관의 피부에 닿자마자 혈관은 2~3초만에 끊어져 버린다. 끊어지는 순간에는 바로 염증이 생긴다. 몸이 가렵고 또 긁으면 벌겋게 부풀어 오른다. 그렇게 해서 염증이 커져서 종기로 변하게 된다.

더욱 안 좋은 것은 육류 속의 콜레스테롤이다. 고기의 지방이 인간의 몸으로 들어가면 콜레스테롤이 되는데 이것이 고이면 혈관이 좁아져 버린다. 그런 데다 육류에 있던 칼슘까지 들어와 그 좁아진 곳을 통과하려고 한다. 마치 주차위반 상태인 콜레스테롤을 향해 칼슘이 치닫고 있으니 당연히 교통 장애가 발생한다. 이런 상황이 혈류의 가장 중요한 곳인 뇌에서 발생하면 혈관이 막히게 되어 끊어지게 된다. 이것이 뇌졸중, 즉 중풍이다.

한편 굳는 성질이 있는 칼슘은 심장부 근육에 콘크리트를 치기 시작한다. 우유도 마찬가지이므로 우유를 많이 먹은 어린 아이들에게서 심근경색이 발생되기도 하는 것이다.

결론적으로 말하면, 육류나 유제품은 물론 응용한 조리품에도 손대지 않는 것이 바람직하다. 그것이 건강을 유지하는 최고의 비결이다.

이와 반대로 아프고 싶다면 육류를 먹고 자석요 위에서 자거나 저주파나 초음파를 몸에 쏘이면 된다. 자석이나 저주파를 치료에 사용하는 건 백해무익한 일이다.

이러한 것을 피하고 야채수프를 먹는다면 여기저기 아팠던 곳들이

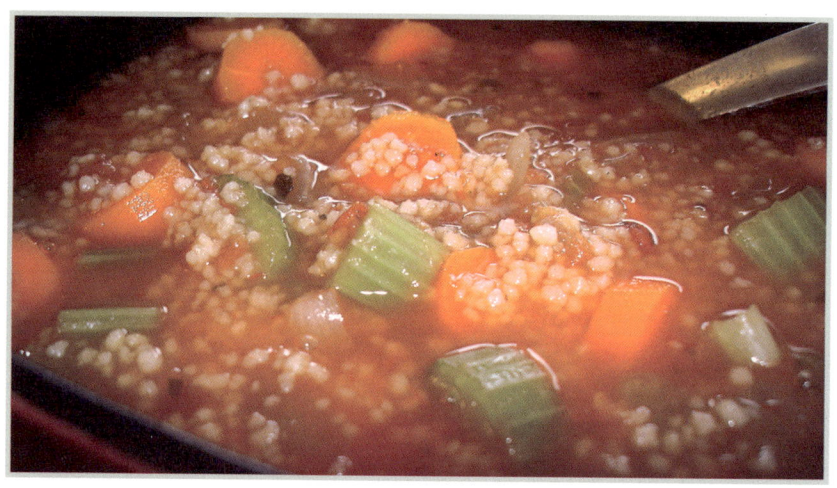

회복된다. 무엇보다도 머리가 맑아져서 치매 예방약이 되며, 완전한 노화방지와 질병 예방에 효과가 있다.

야채수프를 먹은 5분 후부터 뇌세포는 재생되기 시작한다.

🌶 현대인, 위험한 환경 속에서 산다

현대 생활환경은 모든 분야에서 자연스럽지 않은, 인위적인 요소가 끼어들어서 문제를 일으키기도 한다. 여성들은 건강을 압박하는 소품을 지니고 산다.

먼저 하이힐을 보면, 굽이 1㎝ 높아질 때마다 혈압이 10mmHg 올라간다. 즉, 굽 높이가 5㎝인 신발을 신는다면 혈압은 50mmHg가 오르는 셈이다. 신발을 벗으면 그 순간 갑자기 혈압이 내려가므로 저혈압처럼 눈앞이 캄캄해지기도 한다.

높은 굽이 위험하다는 사실을 미국 여성들은 잘 알고 있다. 그들은 평소에는 굽이 낮고 편리한, 활동적인 신발을 신는다. 일상적으로 하이힐을 신는다면 웃음거리가 될 정도이다. 특별하게 필요한 경우에는 핸드백에 넣어가지고 다니는 것이 보통이다.

액세서리 또한 건강에 해롭다. 박쥐를 대상으로 실험을 했다. 박쥐 귀에 0.3캐럿 무게의 작은 목걸이나 귀걸이를 달아 주자 일어나지 못하고 그 자리에 힘없이 넘어져 버렸다고 한다. 뱀도 동일한 결과였다. 목걸이 등을 걸어 주면 본래대로 기어가지 못하고 막대기처럼 뒹굴어 버렸다.

그 이유는, 인간과 동물 등의 모든 생체는 두뇌에서 내려진 명령이 저주파의 전기를 통해 온몸으로 전달된다. 이것이 신경을 통해 피부에까지 명령을 실어 나르는 것인데, 목걸이나 귀걸이 등을 하고 있으면 합선이 일어나 명령이 제대로 전달되지 않게 된다. 즉, 목걸이를 하고 있는 목으로부터 아래쪽으로는 명령이 전달되지 못하는 것이다.

▶ 현대인의 건강을 압박하는 소품들

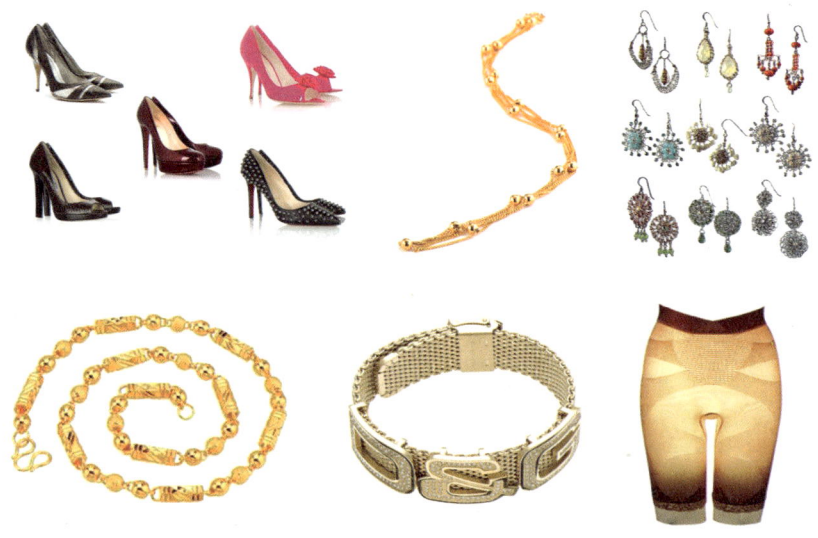

그래서 여성의 경우, 특히 자궁근종이나 유방암 등의 종양이 많이 발생하게 되었다. 양질의 식생 외에 일상생활에서 불필요한 것을 몸에 붙이지 않는 등의 좋은 습관이 필요한 것이다.

액세서리와 관련해서 또 한 가지 문제가 있다. 인간은 25세 이후에는 하루에 뇌세포가 10만 개씩 줄어간다. 액세서리를 하고 있으면 그대로 방전되어 뇌는 하루 종일 명령을 내리고만 있어야 한다. 그렇게 되면 뇌세포는 다시 세 배의 양으로 줄어들게 된다.

25세가 지나면 벌써 30만 개가 감소하는 셈이다. 여기서 발생하는 병이 우선 치매이다. 그리고 시력장애와 청각장애가 생긴다. 목걸이나 귀걸이를 하고 있는 사람은 모두 시력과 청각에 장애가 생긴다고 해도 과언이 아니다. 좌우 시력이 달라지는 것부터 시작하여 난시가 생긴다. 또 청력에 이상이 생겨 대개 저음이 들리지 않게 되는데, 요즘은 귀가 잘 들리지 않는 젊은이들이 많다고 호소한다. 전화하는 태도를 보면 낮은 소리가 들리지 않는 사람인지 아닌지, 동시에 치매가 생기고 있는지 아닌지를 알 수 있다. 건망증이 매우 심한 것 또한 이 원인이다.

그러므로 젊은 여성들은 액세서리를 절대 몸에 지니지 않아야 한다. 목걸이와 귀걸이를 해 준 두살 난 여자아이가 자궁을 떼어내는 일이 발생된 예도 있다.

한편 남성이 목걸이나 귀걸이를 하는 경우에는 정력에 악영향을 미친다. 이것은 동물실험을 통해서도 확인되었다. 실험 동물은 가엾게도 수컷 구실을 하지 못해 구석에 웅크리고 앉아 있었다.

몸에 해로운 액세서리란, 모든 종류의 쇠붙이를 말한다. 쇠로 만든 시곗줄도 마찬가지이다. 멋을 위해 착용한 액세서리가 모르는 사이 생명을 위협하기 때문이다.

여성들이 입는 거들도 건강을 압박한다.

인간의 허리에는 일종의 중계탑 같은 근육 신경이 있는데 거들을 입으면 이 중계탑이 조이게 된다. 이 탑은 대퇴부나 무릎의 관절 안쪽에 있는 근육인데, 인간이 일어서고 앉고 걸을 때 몸을 지탱해 주는 전달 회로가 들어 있다. 이것을 자꾸 조이게 되면 망가져 버리고 만다.

그렇게 되면 근육이 움직이지 않게 되고 결국 뼈에도 무리가 간다. 젊은 여성들에게 관절염이 많이 생기는 이유이다. 남성은 부상으로 인해 관절염이 생기는 반면 여성은 환자의 90%가 무릎관절염을 앓고 있다. 거들로 인해 무릎 근육신경이 망가져 관절염이 생기는 것이다.

신경은 저주파인 전기의 전달에 의하므로 액세서리나 거들을 착용하면 말초신경이 마비된다. 그리고 근육이 점차 굳어지고 관절 또한 딱딱하게 된다. 그렇게 되면 전달하는 전기는 신경을 줄이게 되어 근육이 작동을 완전히 멈추게 된다. 결국 허리, 발가락, 다리, 손 등은 마비되어 굽어져 간다.

다리를 끌고 정형외과를 드나드는 여성의 발가락을 보면 예외 없이 모두 굽어져 있다. 양말을 신었을 때는 저주파의 전기가 어느 정도 유지되는데 양말을 벗고 맨발이 되는 순간 그 자리에 웅크리고 앉아 버린다. 발가락에 신경이 전혀 없기 때문이다.

참으로 염려스럽고도 무서운 일이지 않은가.

현대 성인병, 갈수록 급증하고 있다

현대의 생활환경에서는 조심하지 않는 것만으로도 질병으로 향하게 된다. 실제로 최근에 전립선비대가 매우 많아지고 있다. 이런 사람은 야채수프를 하루에 0.6ℓ, 최소 8개월간 계속해서 먹어야 한다. 수프를 먹은 그날부터 틀림없이 몸이 달라진다는 걸 느낄 것이다.

　다음으로 당뇨병이 증가하고 있다. 당뇨병에는 아침과 저녁에는 야채수프를, 낮에는 현미차를 먹는다. 현미차는 0.6ℓ 정도를 먹고, 야채수프는 아침과 저녁을 합쳐 400cc 정도 먹으면 된다. 이것만으로 당뇨병은 깨끗이 없어진다.

　이외에 췌장염이나 만성췌장염 환자도 크게 늘고 있다. 조기에 해결하지 않으면 췌장암으로 옮겨갈 확률이 높다. 야채수프를 하루에 0.6ℓ 이상 먹고 반드시 걷기 운동을 하면 큰 효과를 볼 수 있다. 비록 췌장암이라 할지라도 3개월이면 완치된다. 대개 1개월쯤 되면 췌장이 깨끗해지고, 2개월 정도면 몸이 완전히 건강을 회복한다.

　현대인이 조심해야 될 3대 질병은 고혈압, 저혈압, 당뇨병이다. 이것을 '3대 게으름병'이라고도 한다. 잘 먹는 반면 몸을 움직이는 활동량이 적어서 생기는 병이라는 의미이다. 그만큼 걷거나 몸을 움직이는 것은 매우 중요하다.

　현대인의 평균 수명을 보면 여성이 남성보다 10년쯤 더 장수한다. 왜 여성이 더 장수하는 걸까?

　일반적으로 여성은 식사 후 일어나 뒷설거지를 함으로써 자연스레 몸을 움직이게 된다. 그런데 대부분의 남성들은 식사 후 움직임이 적어 섭취한 칼로리를 소화시키지 못한다. 그것은 콜레스테롤이나 중성지방으로 쌓여 결국 머리의 혈액순환도 나빠진다. 결국 수명을 단축시키게 되는 것이다. 그러므로 식사 후 부부가 함께 뒷정리하는 습관을 들여 칼로리를 소모하도록 한다.

　녹내장과 백내장이 발생하면 수술 외에는 다른 치료법이 없는 것으로 생각한다. 하지만 결코 그렇지 않다. 야채수프 0.6ℓ 이상을 10개월 이상 착실히 먹으면 큰 효과가 나타날 것이며, 1년을 먹으면 시력은 20년 전으로 돌아가게 된다. 야채수프는 수술 치료보다 효과적인 식이요법이다.

만약 치질이 생기면 환자들은 대부분 입원해서 수술을 받는다. 하지만 야채수프요법으로 치료하지 않아도 될 만큼 가벼운 병증이다.

치질을 예방하려면 우선 날마다 목욕을 한 다음, 항문에 좋은 것이 아니라도 좋으니 핸드크림을 제대로 발라 둔다. 그러면 거의 치질은 생기지 않는다.

항문은 항상 습기에 차 있는 것 같지만 실은 수시로 닦음으로써 매우 건조해져서 피부가 갈라지기 쉽다. 인체의 피부를 보호하고 있는 것은 지방인데 이것을 깨끗이 씻어내고 건조시켜 버리면 그 자리가 갈라져서 대장균이 들어가 치질이 생기는 것이다.

특히 동양인은 장이 길기 때문에 치질이 매우 잘 생긴다. 이 점에 항상 주의해서 목욕한 다음에는 반드시 손질을 해 준다. 생각해 보면 참 간단한 일이 아닌가.

예방의학에서 보는 야채수프와 샴푸

요즘 남성들 중에 모발이 성근 사람이 증가하고 있다. 이 원인은 샴푸에 있다.

그들 중 대부분은 샴푸를 머리에 직접 발라 머리를 씻는다. 여성은 손바닥에 샴푸를 받아서 밑에서부터 위로 발라 간다. 모발이 길기 때문인데 이것이 여성에게서 대머리가 거의 없는 이유이다.

샴푸를 직접 머리에 바르면 샴푸는 접촉한 그 순간 피부를 태워 버린다. 피부가 메말라져서 모발이 자꾸만 끊어져 간다.

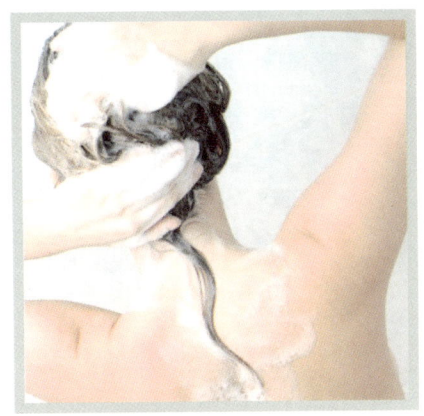

이러한 사용법 때문에 향후 20년쯤 되면 눈이 잘 보이지 않는 사람도 매우 많아질 것이다. 샴푸가 눈에 들어가면 산화하여 결막염을 일으킨다. 그래서 실명하는 사람도 많이 발생한다.

현재 우리 생활환경은 이러한 위험으로 가득 차 있다. 샴푸는 그 중 하나의 예에 불과하다. 하지만 다행인 것은 누구나 간단하게 예방할 수 있는 대응 방법들이 있다는 점이다.

예방의학은 치료보다 질병을 예방하기 위해 생활환경 개선과 건강 증진 등에 노력하는 것을 말한다. 그런 만큼 개인 중심으로 이루어지는 특징이 있다.

개인 한 사람마다 병에 걸리지 않기 위해 어떻게 조심해야 될지 고민하던 결과물이 바로 야채수프인 것이다.

이제까지 우리는 의심 없이 현대의학과 현대문명을 믿고 따라왔다. 하지만 많은 질병과 문제점들이 발생하고 있는 현 시점에서는 맹목적이 되어서는 안 된다.

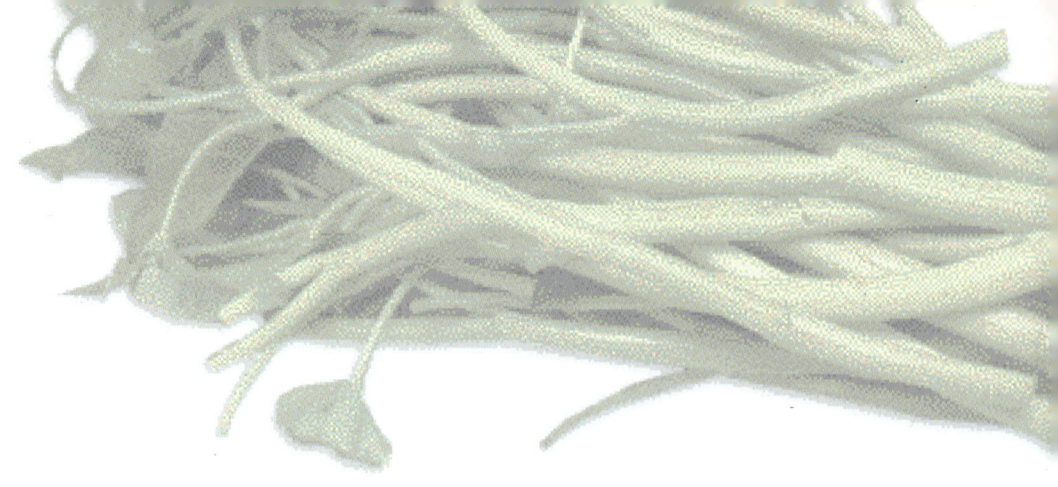

올바른 상식을 동원해야 한다. 모든 것을 과학적으로 분석, 연구하여 실험을 거듭함으로써 그 한 가지 한 가지를 확인해 가야 한다.

만약 모발에 신경이 쓰인다면 고형 비누를 손바닥에 잘 문질러서 그 거품으로 모발을 씻고 동시에 야채수프를 먹어 보기 바란다.

샴푸와 합성세제는 호수나 하천 등으로 흘러가 환경을 오염시킨다. 그것은 다시 우리에게로 돌아와 인체에 악영향을 준다.

여러 가지 의미에서 자기 자신은 스스로 지켜야만 하지 않을까.

제3장

야채수프 식이요법에 필요한 수프와 차 만드는 방법

야채수프를 먹으면 효능이 큰 만큼 몸의 성질 자체가 변화된다. 예를 들면 이런 점이다.

① 알코올에 강해진다. 수프를 먹기 시작한 후 1주일쯤 되면 효과가 나타난다. 숙취도 없어진다. 반면 항상 술을 마시던 사람은 반대로 술을 마시지 못하게 되는 경우도 있다.
② 여성은 나이에 관계없이 생리현상이 순조로워진다. 81세 할머니가 1년 6개월 간 정확하게 생리하거나, 65세 할머니가 임신하는 예가 있다.
③ 생리는 수프를 먹기 시작한 후 4개월쯤 되면 원래의 생리와 새로운 생리가 교대를 하게 된다. 그 증상으로 한 달에 2회 생리하는 수가 있다. 잠시 나타나는 증상일 뿐, 곧 매월 1회 규칙적이 된다.

🥕 야채수프 만들기

[재료]

- 무 : 1/4개
- 무청 : 1/4개분

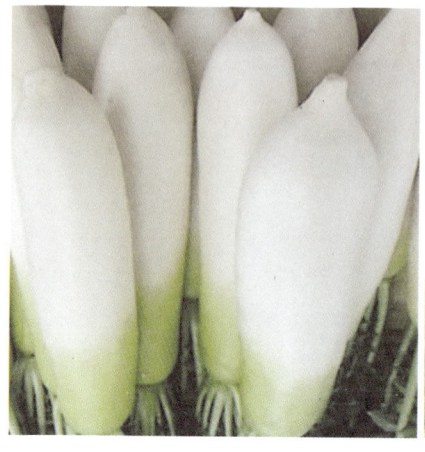
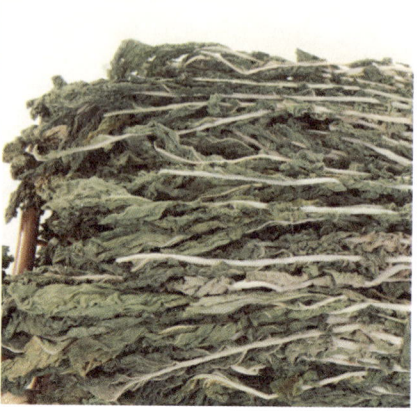

무청은 잎이 있는 시기에 거두어 햇빛이나 바람에 잘 말려 보관했다가 이용한다.

- 당근 : 1/2개
- 우엉 : 1/4개 작은 것은 1/2개

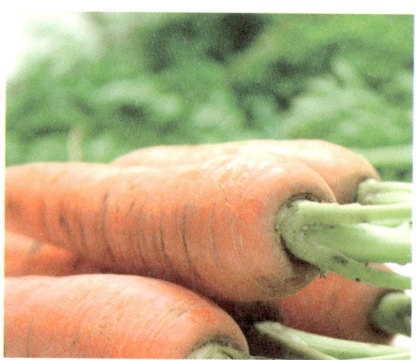
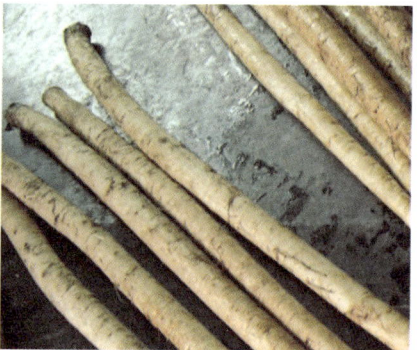

• 표고버섯 : 자연 건조된 1장

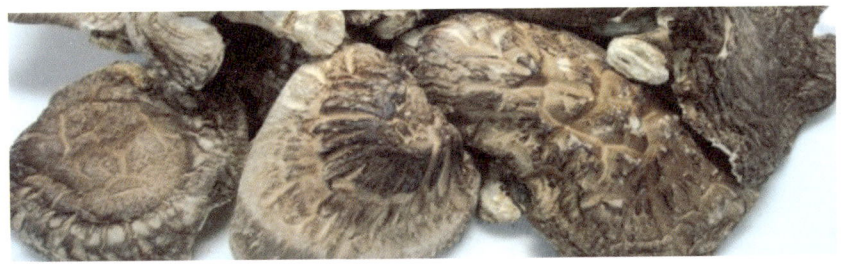

자연 건조된 것을 구하지 못했다면 생것을 구해 직접 자연 건조한다. 시판되는, 전기 건조시킨 것은 비타민D가 없으므로 사용할 수 없다.

※다른 야채류는 시판되는 것도 무방하다.

[만드는 법과 이용법]

① 준비한 야채는 호일에 싸거나 물에 담가 두지 않는다.

② 냄비는 알루미늄이나 내열유리로 만든 것을 사용한다.

③ 야채수프는 반드시 유리그릇이나 유리병에 담아 보관한다.

④ 야채는 껍질째 큼직하게 썬다.

⑤ 야채 양의 세 배의 물을 붓고 반드시 뚜껑을 닫고 끓인다.

⑥ 끓으면 불을 약하게 하여 1시간 동안 푹 끓인다.

⑦ 걸러낸 야채수프를 복용법에 따라 차처럼 마신다.

⑧ 걸러낸 야채는 된장국이나 국수의 국물에 넣어 이용한다.

⑨ 분재 등 화분의 식물이 시들었을 때 식물 주위에 수프를 부어 주면 금방 싱싱해진다.

⑩ 정원수의 경우 뿌리에서 약간 떨어진 곳에 걸러낸 수프 찌꺼기를 묻어두면 금세 싱싱해진다.

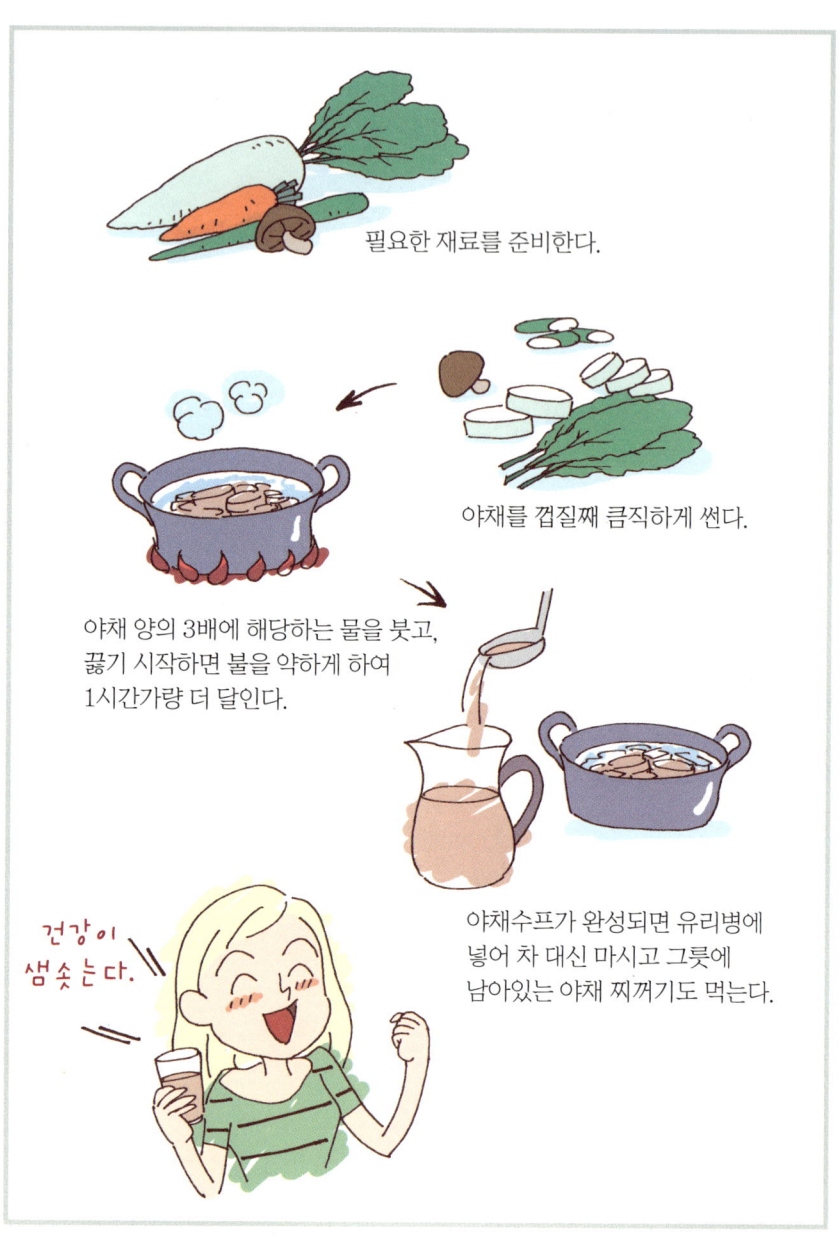

[주의사항]

① 야채수프를 가볍게 생각해서는 안 된다. 법랑이나 기타 화학적으로 가공한 냄비는 그 재질이 녹아나올 수 있으므로 보관 및 만드는 용기로 절대 사용하지 않는다.

② 야채수프는 끓을 때까지 반드시 뚜껑을 닫아 준다. 매우 중요하다.

③ 야채수프를 많이 먹을수록 그만큼 효과가 더 좋아지는 것은 아니다. 그러므로 기본 규칙을 지켜서 복용하도록 한다.

④ 다른 약초나 그 외 식물 등을 혼합해서는 안 된다. 경우에 따라 청산가리보다도 강한 독으로 변화하는 수가 있다. 소개한 [재료] 외의 것을 절대로 넣어서는 안 된다.

 야채수프 보조식 만들기

현미차, 진해제鎭咳劑, 증혈식增血食 만드는 법을 소개한다. 생명과 관계되는 것이므로 반드시 지시대로 만들어야 한다.

➡ 현미차 만들기

[재료]

- 현미 : 180cc 1홉
- 물 : 1,440cc 8홉, 1.4ℓ

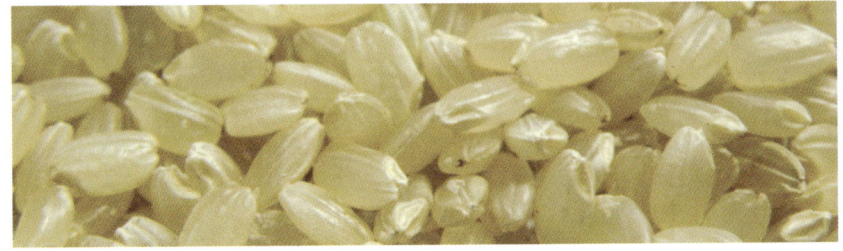

[만드는 법]

① 기름 없는 후라이팬을 준비해서 현미가 노랗게 될 때까지 잘 저어가며 타지 않도록 볶는다.

② 냄비에 물 8홉을 넣고 끓여 ①의 현미를 넣고 불을 끈다.

③ 5분간 그대로 둔다.

④ 현미를 채로 받쳐내어 그 물을 마신다.

⑤ ④의 받쳐낸 현미를 재탕해서 먹을 수 있다. 물 8홉을 끓여서 재탕 현미를 넣은 후 약한 불에 약 5분간 끓인다. 채에 받쳐서 그 물을 마신다. 첫 번째 받쳐낸 차와 두 번째 받쳐낸 차를 섞어서 마셔도 된다.

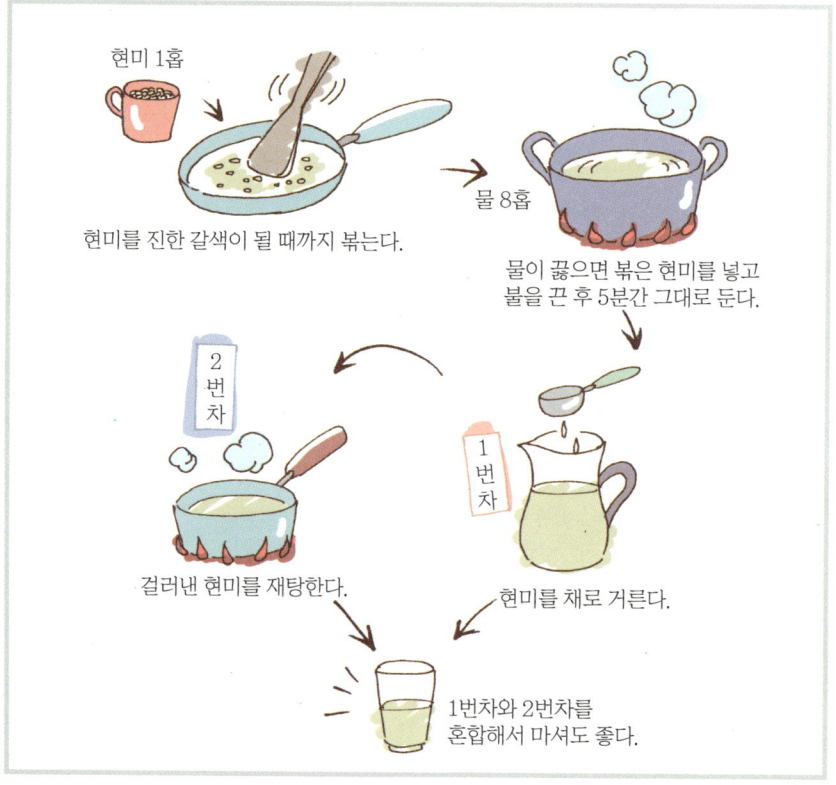

[주의사항]

① 증상에 따라 먹는 양을 조절한다.

② 다른 첨가물설탕, 꿀 등은 절대 섞지 않는다.

③ 야채수프와 현미차는 15분 이상의 간격을 두고 먹는다. 동시에 먹으면 효과가 절반으로 줄어들기 때문이다.

➔ 기침을 멈추게 하는 무즙 만들기

기침과 천식에 매우 효과적인 무즙 만드는 법을 소개한다.

[재료]

- 벌꿀
- 무껍질째

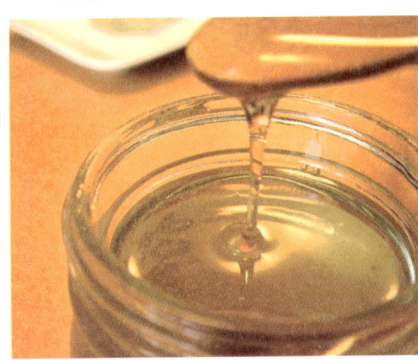
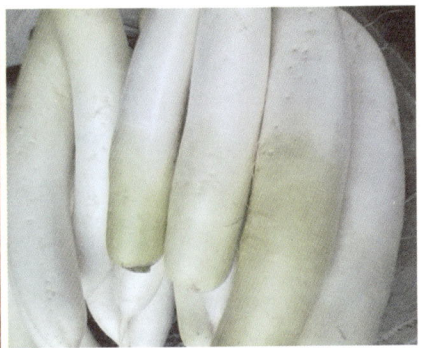

[만드는 법]

① 벌꿀이 담긴 병 옆에 무를 세워 놓는다.

② 벌꿀 높이에 맞춰 무에 표시를 해둔다.

③ 표시한 양만큼의 무를 콩알 크기로 썬다.

④ 벌꿀이 담긴 병에 무를 넣은 후 2시간쯤 상온에 둔다.

⑤ 2시간 후 벌꿀이 놓아서 물과 같이 되는데, 이 즙을 마시면 된다.
⑥ 즙 1큰술을 컵에 담고 미지근한 물을 부어 잘 섞은 다음 하루에 4~5회 마신다. 다음날 기침이 멈추게 된다.

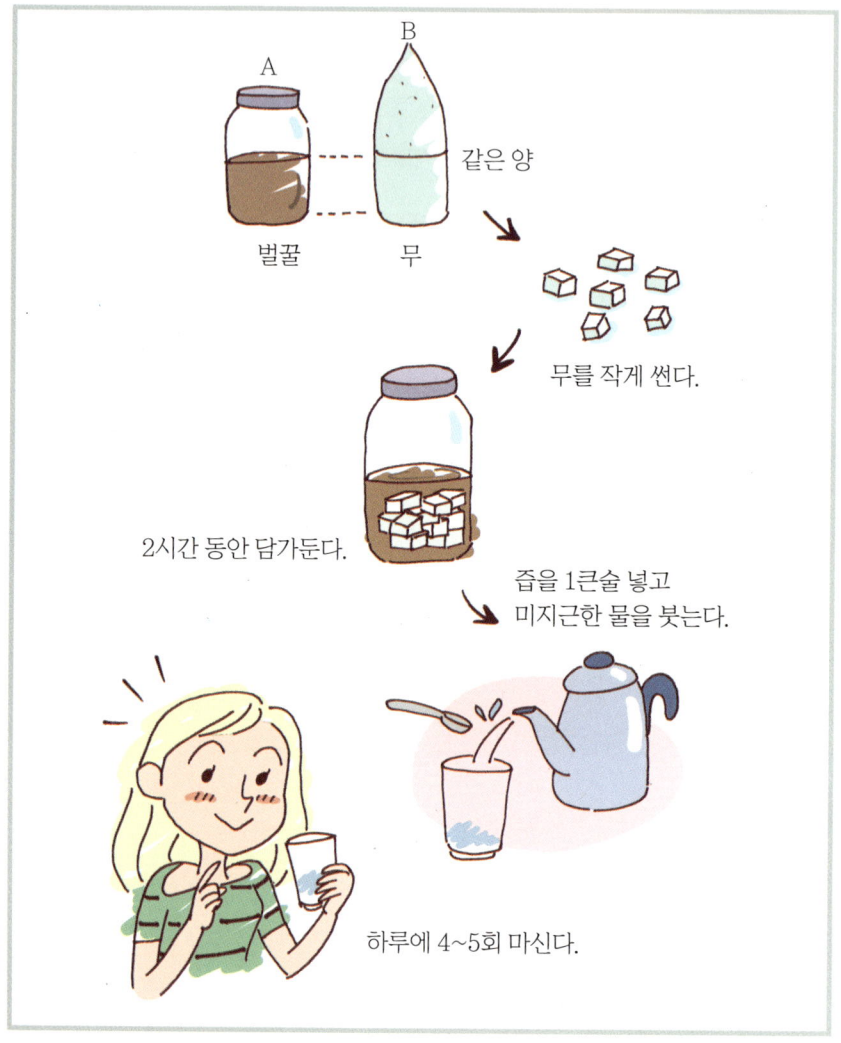

➡ 혈액을 만들어 주는 음식 만들기

혈액 부족, 철분 부족, 빈혈이 있을 때, 또는 혈액이 묽거나 재생불량성빈혈, 혈소판이나 백혈구가 감소된 경우 혈액을 재빨리 증가시킬 필요가 있을 때 만들어 먹는 음식을 소개한다.

이 증혈식增血食은 빙어와 은어에만 함유돼 있는 강력한 호르몬이 검정콩의 고단백질과 복합되면서 혈액을 만들도록 촉진시키는 음식이다. 약물의 수백 배에 이르는 강력한 효과를 줄 뿐만 아니라 어떤 질병의 환자라도 부작용 없이 사용할 수 있는, 최고의 건강법이다.

[재료]

- 빙어나 은어 : 2~3마리

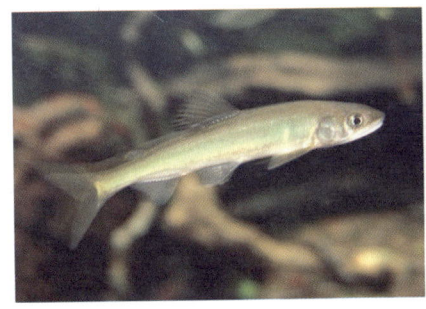
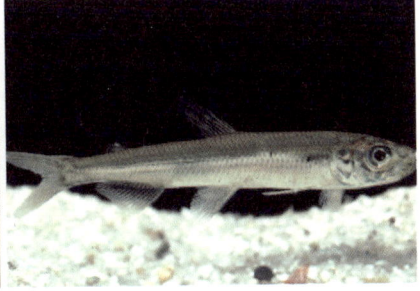

- 찹쌀 : 150g
- 검정콩 : 30g

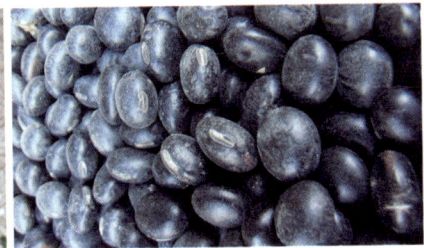

[만드는 법]

① 찹쌀과 검정콩은 하룻밤 물에 담가두었다가 다음날 아침 건져내어 밥을 짓는다.

② 콩밥과 빙어또는 은어를 함께 먹는데, 20일 동안 계속 먹는다.

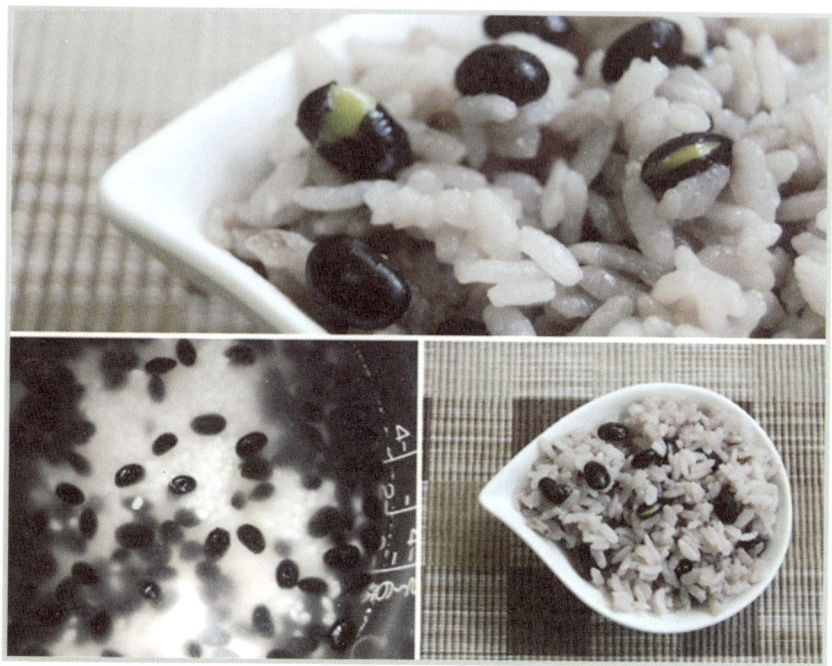

[주의사항]

① 위 찹쌀과 검정콩 양은 최소량을 기록한 것이다. 분량을 늘려 먹으면 증혈 효과가 더 높아진다.

② 빙어는 생것을 못 구한 경우, 말린 것을 사용해도 된다.

알로에 야채수프 만들기

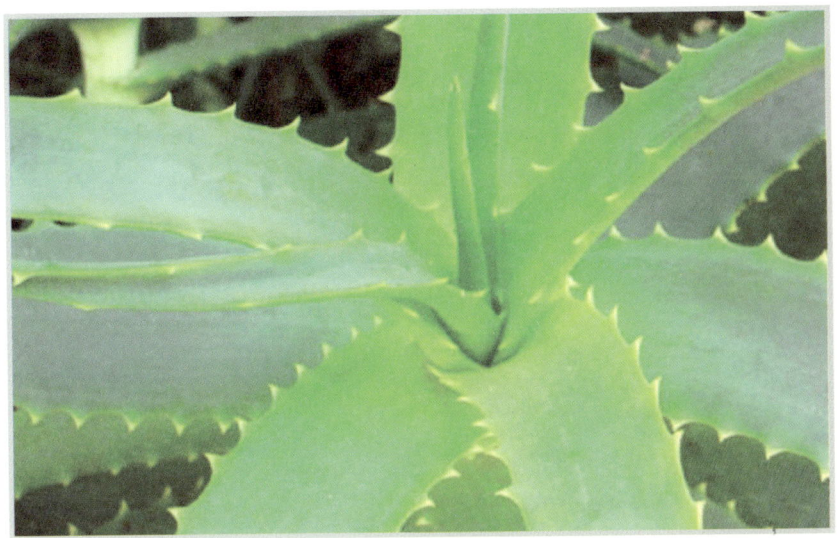

알로에의 약효에 대해서는 이미 널리 알려져 있다. 고혈압으로부터 간장염, 위염, 암, 당뇨병 등의 내과적인 질병과 화상이나 기타 여러 가지 부상에 이르기까지 그 효과는 광범위하다.

이 효과는 주로 알로에 잎의 껍질에 들어 있는 다양한 성분에 의한다. 항염 작용이 있는 알로에 우루신, 혈당치를 내리는 알보란, 기타 알바로인이나 알로에 인당이라 불리는 성분 등이 있다.

이 성분을 섭취하려면 물론 알로에를 많이 먹어야 하는데, 알로에는 몸을 냉하게 하는 성질이 있어서 위장이 약한 사람은 많이 먹을 수가 없다. 그래서 다른 야채와 섞어서 수프로 만들어 먹으면 위장이 약한 사람도 얼마든지 먹을 수 있다.

수프의 재료는 순무, 양파, 당근, 말린 표고버섯, 알로에이다. 이 재료들을 조합한 이유는 야채에 들어 있는 β-카로틴과 칼슘을 섭취하고 알로에의 효과를 배가시키기 위해서이다.

순무는 위장에 좋은 야채로서 생즙이 이용되어온 야채이다. 당근은 β-카로틴과 비타민A, B_2가 풍부해서 빈혈이나 피로회복에 뛰어난 효과가 있다. 양파는 양질의 콜레스테롤HDL을 증가시키고 진정작용을 한다. 표고버섯은 비타민D 덩어리로써 칼슘의 흡수를 촉진시켜 준다.

따라서 이 야채를 섞어 만든 수프는 몸이 차갑고 위장이 약한 사람이 먹어도 거부감이 없고, 장기간 복용할 수도 있다.

통풍通風이나 당뇨병, 위염 같은 만성질환자나 성인병 예방에도 효과적이며, 항암 효과도 기대할 수 있다.

알로에에 포함된 다량의 렉틴은 암세포를 한군데로 모으거나, 면역 기능을 담당하는 세포의 분열 및 증식을 촉진한다. 그 외 여러 가지 효소도 포함되어 있어 이것들이 서로 상승작용을 일으켜 암을 강하게 억제하는 것이다.

알로에는 전체 96%가 수분으로 이루어져 있고, 나머지 4%의 고형 부문에 중요한 약효 성분이 들어 있다. 식이섬유, 다당류, 비타민E토코페롤, 칼슘, 비타민Aβ-카로틴, 그 외의 미량의 미네랄 등이다.

이러한 성분 등에는 열량으로써 변성되어 힘을 잃어버리는 것이 있는데 그 때문에 알로에는 날로 먹는 것이 가장 이상적이다. 그리고 비타민E나 A는 지용성비타민이므로 기름에 튀겨 먹으면 좋다.

식생활에서는 암뿐만 아니라 성인병 예방을 위해서도 야채를 적극적으로 섭취해야 한다. 여기에 알로에를 섞으면 일석이조의 효과를 얻을 수 있다.

■ 알로에 야채수프의 조리법을 소개한다.

[재료]

• 알로에 : 5~7cm 껍질째

• 양파 : 1개

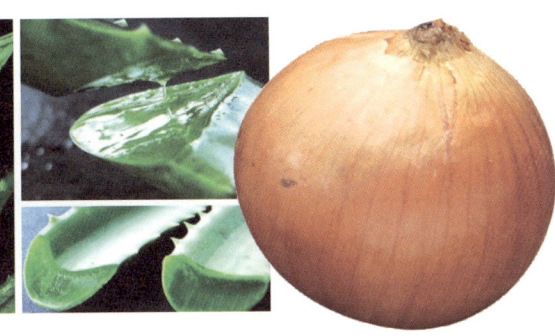

• 순무 : 2개

• 양배추 : 작은 것 1/4개

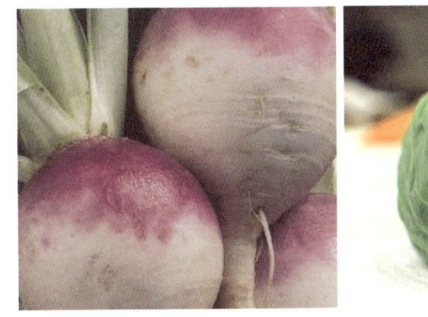

• 당근 : 1/2개

• 말린 표고버섯 1개

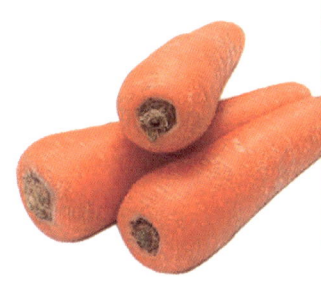
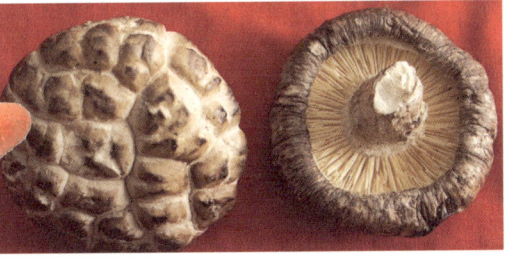

Part 1 _ 야채수프 요법의 비밀 **049**

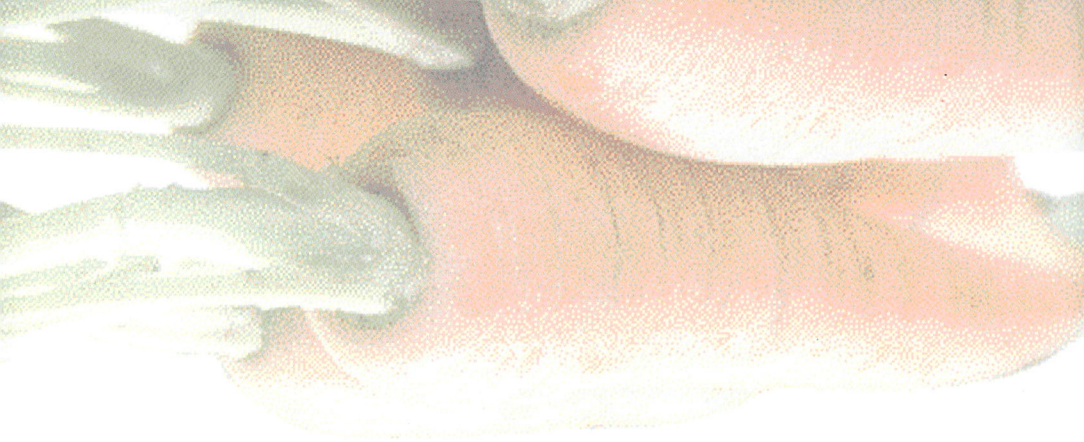

[만드는 법]

① 재료는 모두 둥글게 썰어서 냄비에 넣는다. 이때 범랑냄비는 피한다.
② ①에 재료의 3배량의 물을 붓고 강한 불로 끓인다. 끓으면 불을 약하게 줄여서 2시간 동안 푹 끓인다.
③ ②를 약수건으로 걸러낸다.
④ ③을 유리병에 옮겨 냉장 보관한 후 그대로 먹거나 따뜻하게 데워서 먹는다.
⑤ 하루에 2회, 날마다 먹는다. 증상이 심할 때는 많이 만들어서 하루 복용 횟수를 배로 늘려 먹는다. 그러나 1회 많은 양을 먹는다 해서 약효가 강한 건 아니라는 걸 명심한다.

제4장
야채수프, 알고 시작하자

🌶 야채수프를 먹으면 나타나는 일시적인 반응

야채수프는 인체 내에 들어가면 화학변화를 일으켜 30가지 이상의 항생물질을 만든다. 따라서 질병에 따라 일시적인 신체적 반응이 나타날 수 있다.

① 질병의 종류와 상관없이 야채수프를 먹으면 평상시보다 체온이 1℃ 내려간다. 이 열에 대해서는 염려하지 않아도 된다.
② 얼굴, 손발, 온몸에 습진이 나타나며 가려울 수 있다. 가려움증 약제를 발라 준다.
③ 장기간 약물을 복용하던 사람은 특히 일시적 반응이 강하게 나타난다. 특히 아토피성 피부염이 있는 사람은 반응이 나타나면 수프 양을 줄이고 시간을 두고 서서히 증가시켜 간다.
④ 두부 외상이나 뇌혈관 장애가 있는 사람은 2~3일 동안은 특히 매우 심한 두통을 느낄 수 있다. 그러나 결코 걱정할 필요는 없다.

⑤ 안과 증상은 모든 사람에게 나타난다. 눈이 침침해지거나 눈 주위가 가려워지기도 하는데 2~3일 전후로 증세가 사라지고 그 이후로는 시력이 더 좋아진다. 콘택트렌즈와 안경을 벗거나 더 낮은 도수로 변경해 보면 틀림없이 시력이 회복되었음을 알 수 있을 것이다.

⑥ 과거에 결핵이나 폐질환을 앓았던 사람, 폐암 증세를 갖고 있는 사람은 벌꿀과 무로 만든 '기침 멈추는 약'을 먼저 먹어야 한다. 야채수프를 먹기 전, 기침이 날 때마다 48시간 이상 먹고 난 후 서서히 야채수프를 먹는다. 야채수프를 먹으면 기침이 나오는데, 걱정할 필요는 없다.

⑦ 부인과 질병을 갖고 있는 사람은 야채수프를 먹기 시작하면 얼마 기간 동안 허리가 무거워지거나 불편한 느낌을 계속 느낀다. 일시적으로 대하량이 많아지기도 하는데, 점점 나아지게 된다.

⑧ 고혈압인 사람은 야채수프를 먹기 시작한 후 1개월쯤 지나면 혈압이 내려간다. 그런데 혈압약을 갑자기 중단하면 쇼크가 일어나므로 3일째부터 줄이기 시작해서 1개월 내 중단하도록 서서히 줄여간다. 또한 규칙적인 배변이 되도록 주의한다.

이외에 다양한 증상이 일시적으로 나타날 수 있다. 하지만 이것은 부작용이 아니라 호전반응이므로 걱정하지 않아도 된다.

야채수프를 활용한 건강관리 방법

야채수프의 예방의학적 건강관리 방법을 정리해 본다.

① 현미차는 말기암이나 당뇨병을 갖고 있는 사람 외에는 무리하여 먹을 필요는 없다. 야채수프만으로도 충분하다. 간장병이 있는 사람은 3~5개월 간 현미차를 병용한다.

② 간장병이 있는 사람은 책에 쓰여 있는 건강법을 한 차례만 실행한다.

③ 투석을 받는 사람은 아침과 저녁에만 야채수프를 먹되 각각 100cc를 먹는다. 소변이 잘 배출되면 소변의 1/3 양만큼 야채수프를 증량 복용한다.

④ 오한 통풍이 있는 사람은 야채수프만 하루 0.6ℓ 먹는다. 만약 심한 발작 증세가 나타나면 2주일간 수프를 중단하고 병원의 처방약을 먹는다. 2주 후에는 약을 중단하고 다시 수프를 먹는다.

⑤ 항암제나 한방차, 비타민제, 건강식품은 2~3개월을 목표로 하여 천천히 중단해 가도록 한다.

⑥ 알레르기성, 비후성 肥厚性, 축농증, 꽃가루병 같은 비염은 증상이 나타날 때 하루에 1회씩 콧구멍으로부터 목 쪽으로 야채수프를 넘긴다. 결코 날마다 계속해서는 안 된다.

⑦ 정신과나 신경과 질환, 신경통이나 류머티즘 등의 여러 병증과 교원병이 있는 사람은 하루 0.6ℓ 씩 야채수프만 먹는다.

⑧ 스테로이드나 호르몬제는 2~3개월 내 중단하도록 노력한다.

⑨ 고혈압이나 신장약은 1개월 내 중단하도록 한다.
⑩ 간질 약은 3개월을 목표로 하여 서서히 중단하도록 한다.
⑪ 통원하면서 링거는 주사 맞지 않도록 해야 한다. 이것은 심장이나 간장을 나쁘게 한다.
⑫ 수프 냄새가 참기 어려울 만큼 싫다면 벌꿀을 약간 넣어도 좋다.
⑬ 암 외의 병이 말기인 사람은 본인의 소변 오전 첫 배뇨 중 처음 것을 약간 버리고 받은 것 30cc에 야채수프 150cc를 더하여 3개월 동안 하루 1회, 아침에 먹어야 한다. 소변을 받는 시간은 오전 6~7시가 좋다.
⑭ 6개월에서 1년 사이에 반드시 소변과 혈액검사를 받아야 한다.
⑮ 복통이나 그 밖의 출혈, 경련, 고열 등의 특별한 증상이 없는 한 X-레이나 조영제를 넣은 검사는 받지 않는다.
⑯ 부인과 자궁 정기검진은 백해무익이다.
⑰ 유방암, 자궁암, 대장암, 직장암 등 종양의 99%는 수술하지 않고 3개월 이상 야채수프를 먹으면 완치된다. 양은 하루 0.6ℓ 이상 먹어야 한다. 종양 크기가 아무리 커도 자연 소멸된다.
⑱ 신장병과 당뇨병이 있는 사람은 '치료법'을 참고해서 복용한다.

야채수프요법으로 질병이 낫기까지의 기간

야채수프를 먹고 질병이 낫기까지 어느 정도 시간이 걸릴까? 그 기간을 병증별로 알아보기로 한다.

① 암세포는 3일이면 움직임을 멈춘다. 그 다음 기능회복하는 데 3개월이 걸린다.
② 췌장암의 경우 황달이 있더라도 수프를 먹기 시작하면 다음날부터 일을 해도 관계가 없다. 회복하기까지 1개월이 걸린다.
③ 위나 십이지장궤양과 종양은 3일부터 10일이면 좋아진다. 그 다음 기능회복하는 데 1개월이 걸린다.
④ 간장은 간경변 상태일지라도 3개월부터 10개월 정도면 좋아지고 암 역시 같은 기간 내에 좋아진다.
⑤ 고혈압, 가벼운 무릎관절염도 1개월이면 좋아진다.
⑥ 안과의 백내장은 4개월이 걸리는 것이 정상이다. 안과 질환은 모두 1개월부터 1년이면 좋아진다.
⑦ 그 외 불면증, 견비통, 피로 등은 10~20일이면 확실히 그 효과가 나타난다.
⑧ 노인성 피부자반皮膚紫斑은 3개월부터 10개월 정도면 없어져서 아름다운 피부가 된다.
⑨ 아토피성 피부염은 증상에 따라 다르지만 4개월부터 1년 이상 복용해야 좋아진다.
⑩ 모발이나 손톱, 발톱은 연령에 관계 없이 보통보다 약 3배 길이로 자란다.
⑪ 신경통, 류머티즘, 심한 무릎관절염은 6개월부터 1년 정도 복용하면 좋아진다.
⑫ 간질 발작은 3일이면 좋아진다. 기능이 완전히 회복하려면 그 증상에 따라 다르지만 보통 1개월부터 6개월 사이에 대폭적으로 개

선된다. 발작은 4일째부터 없어지는 예가 많았다.
⑬ 뇌혈전은 2개월 이상 복용해야 없어진다. 보행장애나 언어장애는 2개월에서 1년 복용하면 예전처럼 개선된다. 뇌연화, 뇌종양은 1개월 복용하면 좋아지고 기능회복에 2~3개월 소요된다.
⑭ 심장질환, 부정맥은 20일 정도 걸린다. 동맥이나 정맥혈관 등은 약 1개월 소요된다. 심장병과 고혈압, 스테로이드 계통의 약물을 복용중인 사람은 1~2개월을 목표로 서서히 약을 중단해 간다. 갑자기 중단하면 쇼크가 일어난다.
⑮ 야채수프를 먹고 있는 동안 발, 다리가 붓는 사람이 있다. 이런 사람은 가까운 병원에 가서 소변의 염분농도를 조사해 보도록 한다. 소변에 염분이 배출되지 않는 경우인데, 야채수프를 중단하고 병원 처방약을 받아 부기가 빠질 때까지 약을 복용한다. 부기가 빠졌으면 약을 중단하고 몸 상태를 살펴야 한다.
⑯ 야채수프를 먹으면 어깨나 허리, 무릎, 팔꿈치, 가슴 등에 부분적으로 통증이 나타나는 수가 있다. 이 경우는 1개월 정도 수프를 중단한다. 이것은 연령에 관계없이 성장을 시작했다는 의미이다. 60~70세의 분이라도 이런 현상은 나타난다. 신장이 10㎝ 자란 사람도 있다.

이상은 일반적으로 병증이 치유되는 기간이다. 환자 상태에 따라 각각 개인차는 있지만 건강한 체세포로 재생되려면 평균 최소 6개월은 소요된다.

야채수프를 먹는 이들을 위한 21가지 Q&A

Q 금속을 몸에 지니거나 전기치료를 받는 게 왜 나쁜가요?

A 사람의 몸에 저주파를 투여하게 되면 인간의 근육조직이 그 저주파만 믿고 전혀 움직이지 않게 된다. 그 사이에 근육이 굳어져 가므로 관절이 여러 가지로 구부러져 버리는 수가 있다.

이것이 말초신경마비이며, 마비된 신경은 결코 본래 상태로 회복되지 않는다.

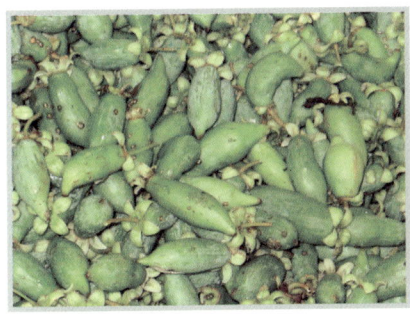
개다래

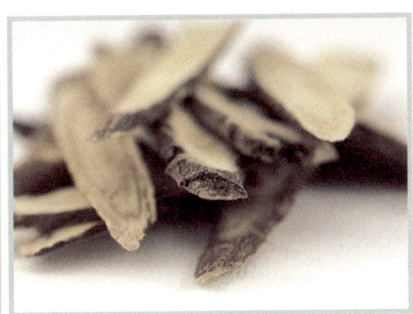
감초

Q 신장이 안 좋은데, 개다래와 감초를 어느 정도 복용하면 되나요?

A 반드시 투석을 해야 될 만큼 악화된 상태라면 한 차례 20일간에서 두 차례 4일간 정도만 복용하면 신장이 좋아진다. 이때 야채수프는 아침과 저녁, 180㏄ 정도를 먹는다.

개다래와 감초를 먹으면 대개 1개월 내에 혈압도 정상으로 돌아가게 된다. 혈압약을 먹는 사람들은 최고혈압보다 최저혈압에 주의해야 한다. 이것이 90mmHg를 넘었을 경우에는 몸 안의 단백질이 내려가 있지 않더라도 신장 기능은 나빠져 있다는 신호이다.

최근 이런 사람이 많아지고 있다. 특히 인공적인 청량음료를 많이 마시는 사람은 신장이 점점 못쓰게 된다는 것을 알아야 한다. 최근에는 몸에 좋다고들 깡통에 든 녹차를 많이 마신다. 원래 녹차 종류는 180가지 이상이 있다. 한방에서는 병증 상태에 따라 그 중에서 15~18종류를 합해서 약 6℃ 정도의 뜨거운 물에 타서 마시도록 한다.

그런데 깡통에 들어 있는 것은 이렇게 끓여 먹을 수가 없는 상태이다. 그 뿐만 아니라 녹차 성분 중 탄닌이 문제이다. 예로부터 '밤새 차를 마셔서는 안 된다'는 말이 있는데, 그건 체내에 탄닌이 증가해 가기 때문이다.

탄닌은 요컨대 맹독이다. 근육과 뼈의 조직을 바꾸어 가는 무서운 물질이다. 흔히 녹차가 다이어트에 효과적이라고 해서 다들 마시는데, 탄닌의 독성에 대해서도 알아야 한다. 다이어트는커녕, 여성의 경우 살이 너무 빠진 채 굳어져서 다시는 재생이 안 되는 사람도 있다. 특히 주의해야 할 점이다.

Q 자석으로 된 통증 치료기도 사용하면 안 되나요?

A 자석을 치료에 사용하면 혈액장애가 생긴다. 저주파의 전기치료기와 같다. 모든 말초신경이 마비되어 몸속의 근육이 딱딱해지는 사람도 있다. 물론 심장의 근육에까지 영향을 미쳐서 심장병을 일으키게

된다. 대개는 관절이 변형돼 버린다.

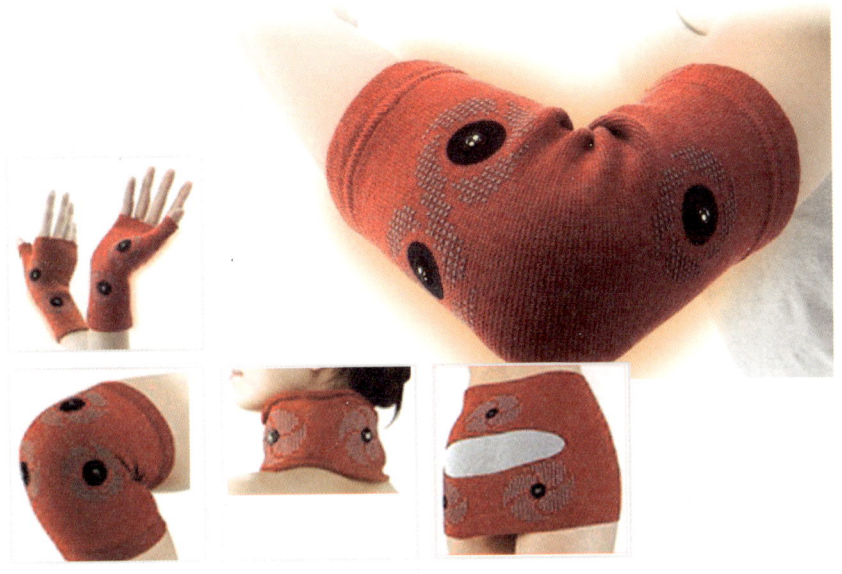

> **Q** 칼슘 약제를 섭취하지 말라고 하던데, 우유도 안 먹는 게 좋은가요?

A 우유도 마찬가지다. 우유를 먹어도 칼슘은 섭취되지 못한다는 사실은 이미 발표된 바 있다. 우유를 마시면 신장과 치아와 두뇌가 못 쓰게 된다.

또 한 가지 중요한 점은, 동물의 젖인 우유를 인간이 마시면 너무 빨리 성장해 버린다는 사실이다. 동물의 한살은 인간의 다섯살에 해당되고, 동물의 열살은 인간의 쉰살이라고 한다.

동물의 젖으로 빨리 성장하게 되면 늙는 속도도 빨라진다. 요즘 젊은 연령층에서 성인병이 유행하고 있다. 20세면 동물의 나이로는 100세인 셈이다. 그래서 흰머리도 빨리 나고 치매도 발생한다. 알츠하이머가 특히 많아진 것은 이러한 영향도 있다.

Q 모처럼 야채수프요법을 시작하는데, 술, 담배, 커피 등도 피하는 게 좋을까요?

A 야채수프 건강법을 한다고 해서 술, 담배, 커피를 반드시 제한할 필요는 없다. 하지만 이런 기호식품이 몸에 해롭다는 건 이미 알려져 있으므로 멀리하는 것이 좋다.

다만 술이 예전보다 강해져서 많이 마셔도 취하지 않을 것이다. 내장이 튼튼해졌으므로 이튿날 숙취가 생기지도 않는다. 누구에게라도 술 때문에 지적받는 일은 없게 된다.

이외에도 여러 가지로 몸의 컨디션이 좋아진다. 우선 통증이 있던 사람은 통증이 금방 없어진다. 야채수프를 먹으면 체세포가 날마다 새롭게 재생되고 만들어져서 통증을 앓고 있는 세포가 점점 없어져가는 것이다.

뼈도 튼튼해진다. 1년간 하루에 0.6ℓ 이상씩 먹으면 뼈가 강철처럼 강해진다. 4톤짜리 덤프트럭이 야채수프를 먹는 사람의 몸 위를 달리는 실험을 한 적이 있다. 무려 두 차례 반복했지만 그 사람의 뼈는 부서지지 않았고 다만 피부에 타이어 자국만 남았을 뿐이었다.

야채수프를 먹는 사람의 뼈는 그야말로 피아노 건반같이 아무리 두드려 맞아도 부러지는 일이 없다.

Q 내가 집에서 키운 것이 아니라 무공해 농원에서 키운 야채도 되나요?

A 무공해 농원의 야채는 믿을 수 있다. 그러나 손수 가꾼 야채면 더욱 좋을 것이다. 무엇이든 쉽게 얻으려고 할 때 문제가 발생할 수 있다. 무공해 농원의 야채는 가격도 비쌀 것이고 우송료도 있을 것이다. 여러모로 가장 바람직한 것은 자기 집에서 손수 가꾼 무공해 야채다.

Q 시중에 알칼리이온수를 만드는 기구가 판매되는데 효과적일까요?

A 보통 집안의 기체 속에는 이온이 들어 있다. 만약 그 중에서 특정한 이온만 마구 사용한다면 이온 농도가 바뀌어 집안의 균형이 바뀔 것이다. 이 상태는 좋지 않다. 흔히 외국에 다녀오면 컨디션이 좋지 않은데 이 경우와 마찬가지 아닐까. 그러므로 불필요한 것은 하지 않는 것이 바람직하다.

이온수를 만드는 기구에 사용되는 필터는 일정 기간 사용하고 교환한다. 만약 하루만 사용하고 전자현미경으로 바라본다면 그 물을 다시는 마시고 싶지 않을 것이다. 하루 사이에도 박테리아가 새까맣게 번식된다. 하물며 일정 기간을 사용한다면 박테리아 수가 얼마나 될지는 알 수가 없다. 반드시 마시고 싶다면 하루에 2~3회는 새 필터로 교환하거나 깨끗이 청소하도록 권한다.

해마다 1만 명 이상의 설사환자가 생긴다고 한다. 외국여행에서 돌아오면 많은 이들이 설사를 한다. 어떤 나라는 화장실이 정해져 있지 않거나 정화 시설이 불완전한 곳도 있다. 정화시설이 완전한 곳에서 지내서 면역력이 약해진 상태인데, 외국에 나가서 조금만 다른 물과 먹거리를 먹게 되면 몸은 저항력이 없어서 설사를 하게 된다. 이때 가장 좋은 것은 매실장아찌다.

그러니 이온수 기구를 사용할 필요는 없다. 깨끗한 물을 마시고 싶다면 수돗물을 하룻밤 받아두었다가 마신다. 또 다른 방법은 야채수프를 한 방울만 떨구어 보라. 순간적으로 소독 냄새가 없어질 것이다. 1톤의 물이라면 야채수프 한 그릇이면 소독 냄새를 5초 안에 없애 버릴 수 있다. 야채수프가 화학변화를 일으키는 것이다.

자동차 보닛에 야채수프가 묻지 않도록 조심한다. 만약 야채수프가 묻으면 다음날 벌겋게 녹이 슬고 만다. 야채수프의 효소가 깨끗이 녹여 버리는 것이다.

Q 혈행을 좋게 하는 초음파 치료기는 사용해도 괜찮은가요?

A 절대로 안 된다. 피의 흐름을 좋게 하려면 차라리 걷는 편이 좋다. 가만히 앉은 채 건강해질 수는 없다. 오히려 혈압이 오르거나 당뇨병에 걸리게 마련이다. 뇌도 망가져 버린다. 초음파 치료기를 사용하는 사람은 몸이 이미 굳어져 있다. 절대로 전기나 자기를 쏘인다든가

초음파 같은 것을 쏘이는 것은 절대로 금해야 한다. 오직 중요한 것은 걷는 것이다. 꼭 실행하기 바란다.

Q 통풍인 사람이 야채수프를 먹어도 괜찮은가요?

A 물론 통풍인 사람이 먹어도 된다. 다만 야채수프를 먹고 있을 때에 통풍 발작이 생기면 복용을 중단하고 2주일만 병원의 처방약을 먹도록 한다. 그리고 2주일이 지나면 약을 중단하고 다시 야채수프를 먹는다. 그러면 평생 동안 통풍에 대해 걱정하지 않아도 될 것이다. 야채수프요법이 신장과 통풍 치료에 매우 효과가 크다는 걸 다시 한 번 강조한다.

Q 소금은 천연소금이 좋은가요? 또 염분의 과잉섭취에 주의해야 하나요?

A 아무리 천연소금이라 해도 소금이다. 그러니 너무 많이 먹는 것은 몸에 좋지 않다. 염분을 많이 먹었다면 그만큼 미역, 다시마 같은 해조류를 먹도록 한다. 해조류는 인간이 섭취하는 섬유 중에서 가장 굵은 섬유이므로 염분을 잘 흡수하여 모두 배출해 준다. 이를테면 매실장아찌 한 개를 먹었다면 5g의 해조류를 먹으면 된다. 맛있게 먹고 기분 좋게 배설하면 되지 않을까?

Q 몸에 좋다는 건강식품이 많이 판매되고 있는데 그것은 어떤가요?

A 건강보조식품이 건강에 좋다면서 흔히 판매되고 있는데, 실제 보통 식품보다도 더 독한 약물이 들어 있을 수가 있다.

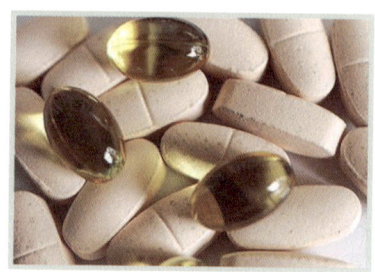

계란도 유정란이라고 해서 요오드가 들어 있다면서 비싼 가격에 판매되는데 그 내용을 조사해 보면 약품이 검출되기도 한다. 금딱지를 붙여 놓았다고 해서 좋은 것은 아니다. 계란은 계란일 뿐이므로 보통 계란을 먹어도 된다.

또 오골계라는 닭이 정력제로 좋다고 말하는 사람이 있다. 그야말로 어처구니없는 일이다. 닭은 닭일 뿐이므로 그런 데 현혹될 필요는 없다.

Q 야채를 손수 키우는데 무청이 너무 작다. 그런 것도 괜찮은가요?

A 지상으로 나와 있는 것은 전부 잎이다. 그러므로 크지 않아도 사용하는 데 문제 없다.

Q 무청을 구하기 어려운데, 다른 근채류의 잎을 대신 사용하면 안 되나요?

A 꼭 무청이라야 한다. 다른 근채류의 잎은 당질이 많아서 대용할

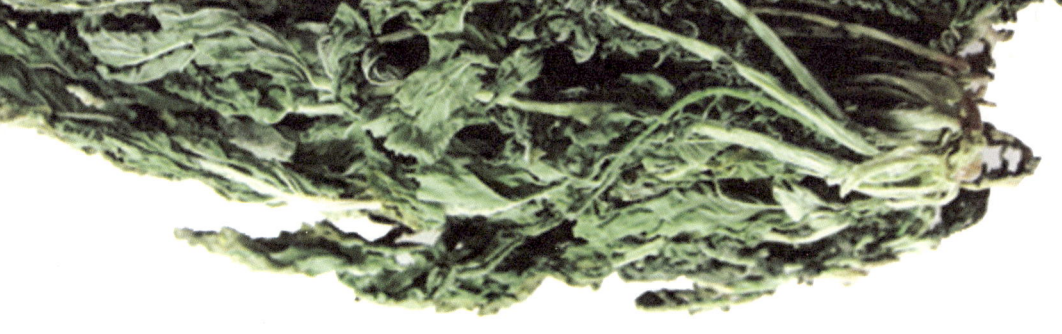

수가 없다. 무청은 무가 많이 날 때 건조시켜 보관해 두면 좋다.

　야채수프를 만드는 법은 꼭 제대로 지켜야 한다. 다른 야채를 넣는다면 독이 될 수 있다. 반드시 무공해 유기농법으로 생산된 무청이어야 한다.

Q 야채수프와 현미차는 한꺼번에 먹으면 안 되는 건가요?

A 안 된다. 함께 먹으면 뱃속에서 서로 반응하여 그 효력이 감소된다. 그러므로 최저 15분 정도는 간격을 두고 먹도록 한다.

Q 야채수프 재료에서 무 1/4, 당근 1/2과 같이 좀 분량이 막연하게 표기된 게 있다. 무가 크고 작은 것이 있는데, 어떻게 크기를 정해야 될까요?

A 야채의 크기는 표준적인 것을 기준으로 정한 것이다. 물의 양은 야채 양의 세 배를 넣으면 된다. 극단적으로 너무 작은 무를 1/4, 평균 크기보다 훨씬 큰 당근을 1/2로 준비한다면 야채끼리의 균형이 밸런스가 깨져서 곤란하겠지만 보편적으로 표준적인 크기를 준비하면 이 점에 대해서는 너무 신경을 쓸 필요가 없다.

Q 야채는 껍질째 사용하나요? 농약이 묻어 있으면 어떻게 하죠?

A 물론 껍질째 사용해야 한다. 껍질 부분에 중요한 요소가 들어 있기 때문이다. 흙이나 농약은 잘 씻으면 없어진다. 또 아무래도 그 점이 걱정된다면 무공해 야채를 사용하면 좋다. 무농약 야채가 좋지만 억지로 찾을 필요는 없다. 보통 판매하는 야채라도 효과는 충분히 있다.

Q 야채수프를 만들 때의 냄비는 꼭 알루미늄이나 유리제품이어야 하나요?

A 그렇다. 쇠, 철, 구리, 토기로 만든 냄비를 사용하면 수프가 흐려지고 성분이 달라진다. 법랑이나 기타 가공 냄비를 사용하면 냄비에 묻어 있는 약품이 녹아 나오게 되므로 안 된다. 보관할 때도 반드시 유리병을 사용한다. 야채수프는 매우 강력한 성분을 포함하고 있기 때문이다.

Q 야채수프를 만들고 걸러낸 야채는 먹어도 되는 건가요?

A 물론 먹어도 된다. 야채수프에 미처 녹아나지 않은 영양이 남아 있기 때문이다. 나머지 야채는 된장국이나 기타 국에 넣어서 먹으면 좋을 것이다.

Q 야채수프는 사람이 먹는 것 외에는 달리 사용할 방법은 없나요?

A 분재나 정원수가 시들었을 때 사용하면 놀랍도록 다시 살아난다. 또 병든 고양이나 개에게 먹여도 회복이 된다.

Q 야채를 썰 때의 크기는 어느 정도가 좋은가요?

A 약간 크게 썬다. 작게 썬다고 해서 양분이 더 많이 녹아나는 건 아니다. 재료를 두세 조각으로 자르면 좋다. 이것은 몇 차례의 실험을 통해 알아낸 방법이다.

Q 야채수프를 만들 때 냄비뚜껑은 어떻게 하나요? 또 보존할 때 냉동해도 되나요?

A 냄비는 반드시 뚜껑을 닫아야 한다. 또 야채수프는 냉장보관이 원칙인데 냉동보관해도 관계는 없다.

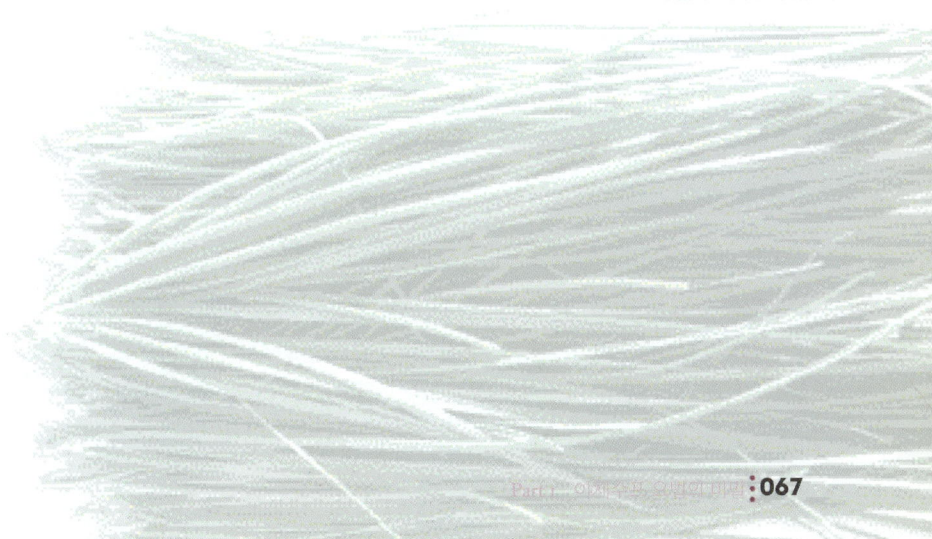

제5장
죽음에서 벗어난 이들의 증언

🥭 야채수프를 만난 순간 암세포는 끝!

일본 및 서구에서는 야채수프가 큰 반향을 일으켰다. 야채수프가 이제까지의 건강법과 결정적으로 다른 점은 현대의학으로 치유 불가능하다는 암이나 기타 성인병에 확실한 효과를 나타내어 그것을 고쳐버리기 때문이다.

현대의학에서 암이 곧 죽음을 뜻하는 건 아니다. 하지만 아직도 암은 사망 원인 중 으뜸을 차지하고 있다. 일단 암에 걸리면 죽음이 기다리고 있다는 것이 현대의학의 상식으로 되어 있다. 암과 싸우려고 결심해도 대개는 고생만 하다가 사망하기도 한다.

그런데 야채수프는 먹기 시작하고 3시간 뒤에는 암세포를 꼼짝 못하게 해버리고 때로는 죽여 버리기까지 한다.

연구실에서 현미경을 보고 있을 때의 일이다. 시험 삼아 암세포에 야채수프를 접촉시키자 그때까지 활발하게 활동하며 증식하던 세포가 거짓말처럼 활동을 멈췄다. 야채수프의 놀라운 효과였다.

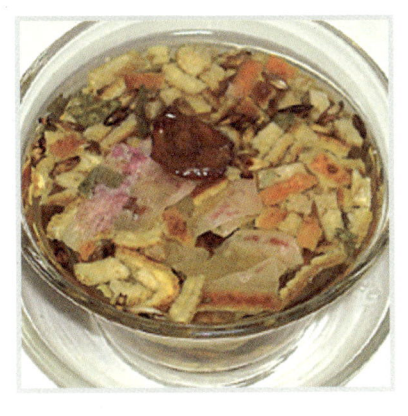
야채수프의 효과는 도처의 환자들로부터 보고되고 있다. 그 동안 전국에서 건강상담소를 열어 상담해 왔다. 매일같이 여러 사람, 아니 수십 명의 환자를 만나 왔다. 그야말로 만나지 않은 날은 단 하루도 없었다.

이런 경험과 노력의 성과로서 사람의 얼굴 색깔이나 자세, 걸음걸이, 손바닥을 보고도 환자의 건강 상태를 알게 되었다.

암에 걸려 의사로부터 치료를 거절당한 한 환자가 찾아왔다. 나는 야채수프, 소변, 현미차 등을 쓰는 건강법을 설명해 주었다.

이런 방식으로 환자들은 대개 큰 도움을 받았다. 그 결과 야채수프는 입소문을 타고 더욱 주목을 받게 된 것이다.

이제 야채수프를 먹고 상식적으로는 사망해야 될 사람들이 기적처럼 회복한 사례들을 소개하고자 한다.

일본 전 부총리 와타나베 씨의 부활

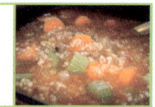

정치가 와타나베씨, 60세

와타나베씨는 일본 여당인 자민당의 중진 의원이다.

그가 1992년 2월에 갑자기 입원을 했다. 당시는 미야자와 총리 시대로서 그는 차기 총리 후보자로 모든 사람이 인정하던 인물이었다. 그러던 중 갑자기 입원을 했던 것이다.

정치가로서 자신의 병을 밝히기란 여간 어려운 일이 아니다. 그와 동시에 자신을 따르던 정치가들이 멀어지고 그야말로 정치 생명이 위기를 맞을 수 있기 때문이다. 그러한 상황임에도 입원하고, 공표했던 것은 그만큼 질병 상태가 위중했다는 의미이다.

와타나베씨는 도쿄 여자의학대학병원에 입원했다. 이곳은 내장질환 분야에서는 일본에서 제일가는 병원이다.

와타나베씨의 측근에서는 가벼운 병이라고 발표했다. 병원 쪽에서는 '우리는 별로 발표할 것이 없다' 며 그의 병에 대해서는 모두 쉬쉬했다. 일반적으로 사회적으로 영향력이 있는 인물들은 병이 무거울수록 속이려드는 경향이 있다. 국민들은 간단한 병은 아닌 것으로 대개 짐작하고 있었다.

와타나베씨는 얼마 동안 입원한 후 일단 정치현장에 복귀했으나 모습에는 병색이 여전했다. 얼굴빛은 거무스름하고 음성에도 기운이 없어 가라앉아 있었다.

그 뒤로도 입퇴원을 계속했다. 누가 보아도 별로 좋지 않다는 느낌이

들었다. 그런데 1993년 여름부터 와타나베씨의 건강상태가 조금씩 호전되어 갔다. 말소리에도 생기가 돌고 눈빛도 빛났다.

그때 그는 친지의 소개로 야채수프를 먹고 있었던 것이다. 후일, 날마다 거르지 않고 먹었다고 전했다. 그래서 점점 건강을 되찾게 된 것이다.

그리고 어느 유명 주간지와의 인터뷰에서 이렇게 말했다.

"이젠 완전히 나았다. 나도 이상하게 느낄 정도로 건강이 좋아졌다. 무, 당근, 우엉이 들어 있는 야채수프를 날마다 먹고 있다."

이를 계기로 정치계에서 야채수프가 큰 주목을 받게 되었다. 그 주간지 기사에 따르면 관방장관 공보장관 다케무라씨도 먹고 있으며 호소카와 총리에게도 권했다고 했다.

그러니까 일본 연립내각의 중요 각료들은 모두 이 야채수프를 먹고 있었던 것이다. 그야말로 일본 정치계를 야채수프가 지탱하고 있었던 것 아닌가.

말기암이 불과 3개월만에 없어졌다

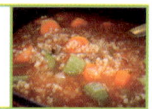

만화가 A씨의 부인 E씨, 52세

나는 예전에 맹장 수술을 한 뒤론 병원이나 약방문을 두드린 적이 없었다.

그런데 3년 전부터 왠지 몸의 컨디션이 나빠지기 시작했다. 그러니까 어지럼증이나 미열, 등허리의 통증 같은 갱년기 장애가 생긴 것이다. 그리고 그 증상은 점점 악화되어 갔다. 보행장애로 일어설 수도 없고 말을 하기도 여간 힘들지 않았다. 나는 내 증세를 보고 자율신경실조증이라고 생각했지만 대학병원의 검사 결과는 아무 이상이 없다고 했다.

통증은 날로 더해 갔으나 검사 결과는 여전히 '이상 없음' 이었다.

그래서 나 자신이 각종 서적을 읽으며 연구하기로 했다. 그 결과 그 방면의 어떤 의사 못지않은 지식을 갖게 되었다.

건강법도 닥치는 대로 시도해 보았다. 알로에, 스쿠알렌, 건강차 등 좋다는 건 무엇이나 구해서 먹어 보았다. 그러나 별다른 효과가 없었다. 나중에는 신앙을 갖고 정신요법도 해보았다.

그러던 중 1993년 5월 어느 날 밤, 결국 쓰러지게 되어 남편이 구급차를 불러오는 등 법석을 떨었다. 이때는 배뇨도 곤란한 상태였고 신장까지 아팠다. 배뇨는 병원에서 인공관을 써서 해결되었다. 그때도 검사 결과는 여전히 '이상 없음' 이었다. 그래서 입원도 거부되어 귀가하게 되었는데 병원에 대한 불신감은 점점 더해갈 뿐이었다.

몸은 더욱 나빠졌고 심한 두통까지 겹치어 정말 죽을 지경이었다. 나의 뇌세포가 상한 느낌이었다. 대학병원에서는 정신과로 보내 진찰을 받게 했다. 그곳에서는 과환기증후군으로 진단되었다. 아무튼 병원에서 준 약을 먹고 그 증상은 없어졌지만 몸의 이상은 여전했다.

그러던 중 6월에 들어 어느 친지로부터 야채수프가 좋다는 말을 듣게 되었다. 시험 삼아 만들어 보았는데 방법이 틀려 매우 진하게 되었다. 그것을 칼슘과 함께 먹었는데 이것이 그만 더 큰 화를 불러오고 말았다. 금방 대하가 심해져서 국부가 심하게 헐어 버렸다.

이번에는 산부인과에서 검사해 본 결과 자궁경부암 초기라는 진단이 내려졌다. 7월 27일의 일이다. 말할 수 없는 충격이었다.

더 자세하게 조사하기 위해 큰 병원에서도 진단을 받았는데 그곳에서는 말기 직전으로 4기라고 했다. 8월 17일의 일이었다. 병원에서는 당장 수술해야 한다고 했다. 나는 이왕 얼마 남지 않은 인생이라면 살 때까지 편하게 있는 것이 나을 것 같아 수술받기를 망설였다. 그러니까 이미 죽음을 각오한 셈이었다. 어차피 4기 암이니까.

남편도 어차피 멀지 않은 인생이라면 조금이라도 같이 있겠다며 다니던 직장을 그만두었고, 영국 유학을 계획 중인 딸아이도 계획을 미뤘다.

그러던 중 이웃의 권고를 듣게 되었다. 야채수프를 먹고 20일밖에 못 산다고 했던 암환자가 완전히 회복되어 요즘 소프트볼 시합에도 나간다고 전했다.

그리고 곧 다테이시 선생을 만나게 되어 진찰을 받았다. 선생은 나를 보자마자 아홉 가지 증상을 가려내었다. 뇌동맥경화, 백내장, 폐에 있는 엷은 그림자, 십이지장궤양, 위궤양, 만성췌염, 간기능 저하, 신장기능 저하, 자궁암 등을 짚어냈다.

그러면서 선생은 "다른 건 몰라도 암은 걱정 없다. 고칠 수 있으니까." 하고 말했다.

그날부터 선생의 지도대로 야채수프와 소변요법을 함께 시작했다. 아침마다 야채수프 150cc를 소변 30cc에 타서 먹고 다시 야채수프 600cc를 먹었다.

육류는 절대 금했고 첨가물도 금했다. 식사도 철저하게 자연식으로 바꾸고 금속류도 몸에서 모두 떼어냈다.

그러자 곧 그렇게 심하던 대하가 없어지고 식욕도 생겨났다. 거무스름하던 피부도 깨끗해지고 불면증도 사라졌다. 이 모든 것이 믿어지지 않을 만큼 매우 빠른 속도로 진행되었다. 죽을 것 같던 고통도 순식간에 사라지고 10kg 이상이나 줄었던 체중이 예전 체중으로 되돌아왔다. 정말로 기적 같은 일이었다.

9월 17일, 다테이시 선생을 다시 만났는데 그때까지도 당은 여전히 없어지지 않았다. 선생은 그 전에 비하면 상당히 호전되었다고 했다.

10월 22일, 다시 찾아가서 진찰을 받았는데 암은 깨끗이 없어졌다고 했다. 칼을 대지 않고 야채수프만 먹고 암이 없어지다니 생각해도 기적 같았다. 그때의 감격은 그저 엉엉 울 뿐이었다.

그 무렵 손발에 약간의 통증이 있어 물어 보았다. 선생은 그건 몸이 늘어나고 있다는 조짐이라면서 얼마 뒤엔 그런 통증도 완전히 없어질 것이라고 말해 주었다. 그때는 이상하게 신장도 1.5cm나 커졌는데 지금은 완전히 예전으로 되돌아갔다.

3개월만에 소변을 마시는 것은 그만두었는데 야채수프만은 지금도 날마다 아침저녁으로 두 번씩 200㏄를 먹고 있다.
　식생활도 자연식으로 바꾸었고 육류는 철저하게 금하고 있다. 물론 육류에 대한 미련은 있지만 그렇다고 꼭 먹고 싶은 생각은 없다. 그리고 나는 평소에 라면을 몹시 즐겼는데 지금은 먹고 싶은 생각이 전혀 생기지도 않고 라면만 생각하면 오히려 역겨워질 정도다.
　이렇게 해서 나는 죽음의 공포로부터 해방되어 또 다른 인생을 살게 되었다. 그 동안의 심신 양면의 고통이란 이루 말할 수가 없었다. 옆에서 이 과정을 직접 목격한 가족들도 지금은 모두 야채수프를 먹고 있다. 늘 다리가 부어 걷기가 불편하던 시아버지께서도 이젠 건강을 되찾았으며 28세인 딸아이는 15년 동안이나 생리통으로 고생하고 또 최근에는 유선염까지 겹쳐 고생했었는데 그것도 완전히 없어졌다.
　나의 남편은 건강법 같은 것엔 전혀 관심도 없고 또 믿으려들지도 않았는데 다테이시 선생의 진찰로 신장결석이 발견되어 야채수프를 먹고 그것도 없어졌고, 구내염도 없어졌다.

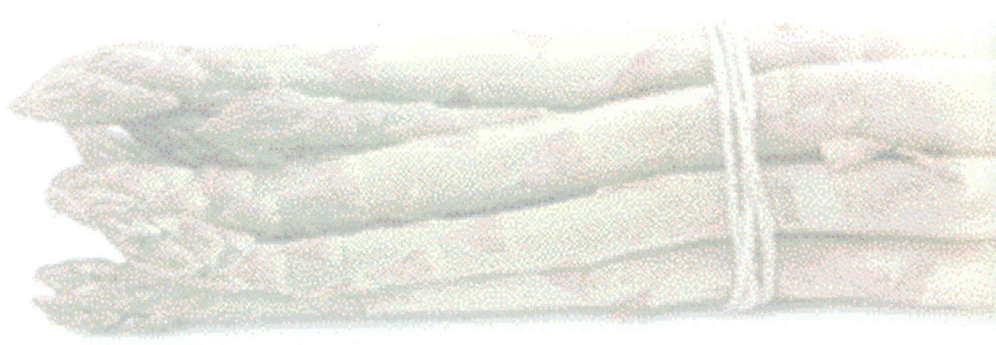

백혈병이 완쾌된 프로야구 감독의 부인

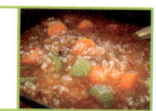

프로야구감독 부인, 52세

1971년 11월 말경 어떤 기업인이 다테이시 선생에게 이런 이야기를 했다. '프로야구의 유명한 감독이 임기 도중에 교체되었다. 성적불량 때문이라고 이야기하지만 실은 그의 부인이 백혈병에 걸려서 돌봐야 하는 게 진짜 이유이다. 듣자 하니 다테이시 선생은 기적적인 건강법을 지도하고 있다고 하는데 그 부인을 좀 봐줄 수 없겠는가' 하는 것이었다. 그렇게 해서 다테이시 선생은 그 기업인과 함께 나를 찾아왔다. 병원에서는 내게 반년밖에 살지 못할 것이라고 선고한 때였다.

내 모습은 항암제나, 코발트 치료로 머리카락은 완전히 빠지고 야윌 대로 야위어 피골이 상접해 있었다. 체중은 35kg에 불과했다.

그런 내게 다테이시 선생은 자신 있게 말했다.

"야채수프를 먹으면 틀림없이 낫게 될 거요!"

그리고는 당장 백혈병에 듣는 야채수프 건강법을 가르쳐 주었다.

나는 야채수프를 먹기 시작했다. 그리고 1개월 뒤인 연말에 정기적인 혈액검사를 받았는데 놀랍게도 혈액 상태는 정상치로 되돌아가 있었다. 그러니까 불과 1개월만에 백혈병이 완치된 것이다. 병원에서는 반년밖에 못 살 것이라던 그 백혈병이! 그야말로 기적이었다. 죽음을 기정사실로 여겼던 의사도 어리둥절할 뿐이었다. 이렇게 해서 나는 완쾌한 몸으로 집에 돌아와 새해를 맞이하고 지금도 건강하게 살고 있다. 남편도 프로야구 감독으로 다시 복직해서 훌륭한 성적을 올리고 있다.

야채수프는 단순한 건강식이 아니라 확실한 약이다

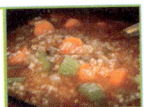

작가 A씨, 55세

나는 어렸을 때부터 질병을 달고 살아왔다. 덕분에 간장, 신장, 전립선 등 내장은 거의 못쓰게 되어 있었다. 특히 간장은 더욱 심해서 최근 5~6년 사이에 아홉 번이나 입원을 했다. 간경변 직전 상태라고 했다. 작년에 세 차례 대학병원에 입원했었는데 3월에 퇴원한 후 친구가 이 야채수프를 소개해 주었다. 그때부터 하루에 0.6ℓ씩 아침, 낮, 저녁 3회를 계속 먹어왔다.

야채수프는 만드는 방법대로 내가 손수 만들고 있는데 그다지 힘들지 않다. 무청은 유기농법으로 재배하는 농가를 찾아서 직거래로 구해 왔고, 3일분 정도를 만들어서 유리병에 보관해 놓고 먹는다.

먹기 시작해서 3일쯤 됐을 때 왠지 기분이 좋아지는 느낌이 들었다. 그야말로 개운한 느낌이었다. 식욕도 되살아났고 그때까지 여기저기 아픈 데가 많았는데 1개월쯤 됐을 때는 그것도 없어졌다. 지금은 본래의 건강체로 되돌아왔다.

피부도 탄력적으로 좋아졌고, 아침에도 거뜬히 일찍 일어날 수 있게 되었다. 수면시간도 짧아졌다. 술을 마셔도 예전과 달리 아무리 많이 마셔도 3~4시간 자고 나면 거뜬히 깨어난다. 물론 술을 마시면 야채수프 먹는 것을 잊어버리는데, 1주일쯤 먹지 않게 되면 바로 컨디션이 나빠진다.

야채수프요법의 창시자인 다테이시 선생도 만났다. 그 후 전적으로 그 분의 지시대로 야채수프 먹는 규칙을 따랐다. 식사도 보통처럼 먹었었는데, 라면도 전혀 먹지 않았다. 이 점에 대해서는 지금도 철저하게 지키고 있다. 식사규칙을 지키기 시작하고 얼마 안 됐을 때부터는 그런 음식을 생각만 해도 비위가 상했다. 다테이시 선생은 굳이 금주, 금연하지 않아도 된다고 했지만 그때부터 계속해 오고 있다.

또 말하고 싶은 것은 야채수프는 단순한 건강식이 아니라 엄연한 약이라는 점이다. 법률이 어떻게 되었는지는 모르지만 내 생각에 야채수프는 약이다. 나 같은 경우는 몸 여기저기에 아픈 데가 많기 때문에 약도 한 번에 20알 정도씩 먹어야 했다. 그런데 야채수프를 먹기 시작한 뒤로는 이 약도 모두 중단했다. 그때까지 먹고 있던 비타민제도 중단했고 대신 내가 손수 프라이팬에 볶아서 만든 현미차를 먹고 있다. 이제 선생이 정해준 기간이 지나서 야채수프와 현미차는 먹지 않지만 소변용법은 계속하고 있다.

처음에 다테이시 선생이 말하는 걸 모두 믿고 따랐던 건 아니었다. 그저 일단 하라는 대로 해본 것뿐이었는데 결과는 정말 만족스러웠다. 아무튼 내 몸을 위한 거라니깐 밑져야 본전이란 생각도 들었다. 너무 아픈 상태여서 병을 정말 고치고 싶은 마음에서 따라한 것이다.

만병통치약인지 아닌지는 나도 모르겠다. 단 내 경우엔 확실히 굉장한 효과를 보았다. 무엇보다 체질을 바꾼 것이 가장 중요하지 않은가 싶다.

다테이시 선생이 권하는 건강법의 핵심은 결국 '옛날 생활로 돌아가라'는 것 같다. 그래서 자신의 몸에 스스로 힘을 만들라는 것이다.

내 몸은 엉망이었기 때문에 건강법이라는 건강법은 모조리 실행해 보았고, 좋다는 건강식품은 모두 먹어 보았다. 그래서 돈도 많이 들었다. 건강법이라는 것이 이쪽의 약점을 잡고 있으니까 엉뚱하게 돈을 긁어가는 경우도 많았다. 결국 어느 것도 별 효과가 없었고 또 오래 지속할 수도 없었다. 그런데 야채수프는 돈도 들지 않고 또 효과도 느껴져서 오래 계속할 수 있었다.

주위 사람들도 야채수프 효과를 많이 보는 것 같다. 내가 잘 아는 폐경기의 어떤 여성은 야채수프를 먹기 시작하자 생리가 다시 시작되었다고 한다. 내 전처는 말기 자궁암이어서 회복이 불가능하다고 진단된 상태였는데 야채수프를 먹고 기적적으로 되살아났다.

작년에 대학병원을 퇴원할 때 6개월 후에 다시 X-레이 검사를 받으러 오라고 했었는데, 아직도 안 갔다. 방사선이 나쁘다고 하니 갈 수가 없다.

이젠 보통 병원에는 갈 마음이 들지 않는다.

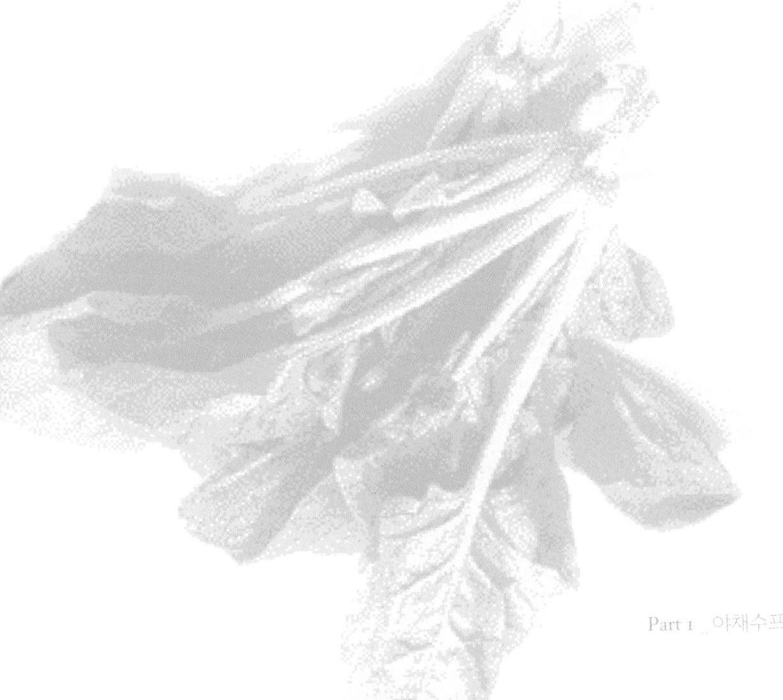

폐암 걸린 며느리가 항암제 부작용에서 벗어났다

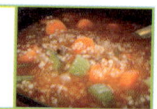

주부 M씨, 65세

며느리가 폐암 선고를 받자 이전에 이야기들었던 야채수프 생각이 났다. 그래서 밑져야 본전이라는 생각으로 그대로 실행해 보았다.

며느리는 암을 선고받고 곧 입원해서 한 달 동안 검사와 치료를 받았다. 나는 그 동안 날마다 수프를 먹였다. 덕분에 며느리는 항암제를 맞아도 구역질을 하거나 모발이 빠지지 않았다.

얼마 뒤 X-레이 사진을 찍었는데 암세포가 작아졌다고 했다. 난 기뻐서 눈물이 났다. 두 번째 항암제를 맞았을 때는 이전보다 다소 힘이 들어 보였지만 별일 없이 지내다 얼마 후 퇴원하게 되었다.

집으로 돌아와서는 거르지 않고 수프를 먹고 있다. 수프는 내가 만드는데 지금은 나도 함께 먹고 있다. 그 동안 집안일은 며느리에게만 맡기고 전혀 하지 않았었는데 이젠 쉬지 않고 집안일을 하고 있다. 그런데도 피곤한 줄 모르고 움직이고 있다. 아니 오히려 그전보다 더 몸이 튼튼해진 것 같다.

숙취 증세가 사라졌다

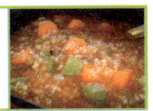

TV 사회자 M씨, 45세

나는 평소 몸이 약한 편이 아니었다. 그런데 나이가 들자 여러 가지로 건강에 이상 증세가 나타났다. 건강은 잃고 나서야 비로소 중요하다는 걸 깨닫게 되는 것 같다. 5년 전에 당뇨병 진단을 받았다. 특별한 일은 없었고 그 후 식이요법 등은 하지 않은 채 한 달에 한 번씩 검사를 받아 왔다. 그리고 2년 전에는 간염에 걸렸었는데 이때 약물 부작용을 경험해서 그 뒤 약에 대한 공포증이 생기기도 했다.

좋다는 건강법은 거의 다 해 보았다. 그러나 원래 건강법에 대한 전문가도 아니고 또 너무 막연해서 오래 계속하지 못했다. 지인의 소개로 야채수프요법을 알게 된 후부터 아침마다 식사 전에 한 컵, 저녁식사 전에 2컵을 반드시 먹고 있다. 우유도 먹지 않고 걷기운동을 많이 하려고 힘쓰고 있다. 여행을 떠날 때에도 우유병에 넣어 가지고 간다.

야채수프는 1주일에 한 번씩 만든다. 재료는 흙을 털고 유리냄비에 끓인다. 야채 찌꺼기는 다른 요리에 넣어서 먹고 있고 수프는 냉장고에 보관한다.

아직 효과에 대해서는 잘 모르지만 컨디션이 좋아진 것만은 사실이다. 술을 마셔도 숙취 증세가 없어졌는데 야채수프 덕분이 아닌가 싶다. 야채수프를 계속해서 먹고 있는 이유는 어느새 습관이 되어 버렸기 때문이다. 아내가 내 건강에 신경을 써 주는 데 대해 감사해하며 먹고 있다.

뇌경색이 3주일 만에 없어졌다!

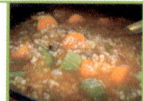

주부 M씨, 33세

나는 최근 건망증이 심해져서 나 자신도 뇌에 뭔가 장애가 생긴 게 아닐까 불안했다. 그래서 뇌 전문병원에서 MRI 자기공명영상 검사와 CT 컴퓨터단층촬영 스캔 검사를 받았다.

그 결과 양쪽 뇌의 뇌간 가까운 부분의 혈관이 막혀 있다는 것이 밝혀졌다. 의사는 뇌경색일 가능성이 높다고 하면서 특히 그 부분은 생명 유지에 직접 관련돼 있어서 잘못하면 생명을 잃을 수도 있다고 했다. 그리고 혈관조영제를 사용한 뢴트겐 촬영을 권유했다.

나는 혈관조영검사가 위험하다는 말을 들어 알고 있었으므로 매우 망설여졌다.

마침 그 무렵 야채수프에 대한 이야기를 들었다. 동시에 뇌 장애에는 소변요법을 반드시 병행하는 것이 좋다고 해서 함께 시도해 보았다.

소변요법은 처음에는 약간 저항감이 있었으나 야채수프에 섞으면 먹기가 수월했다. 그리고 여러 번 망설이다가 혈관조영검사를 받기로 했다.

이전의 검사에서 뇌경색이 의심됐던 터라 야채수프와 소변요법을 시작하고 3주일 됐을 때 병원을 찾아갔다.

결과는 의외였다. 의사는 이전 검사에 대해서는 아무 설명도 하지 않고 정밀 검사 결과 정상으로 아무 이상이 없다고만 했다.

나로서는 아무리 생각해도 야채수프와 소변요법이 효과를 가져온 것이 분명했다.

그 후 소변요법은 하지 않고, 야채수프는 지금도 계속하고 있다.

그때까지 사용하던 전기치료기도 버려 버렸다. 높았던 혈압도 안정되었고, 오늘까지 건강하게 지내고 있다.

모두 야채수프 덕분이니 감사할 따름이다.

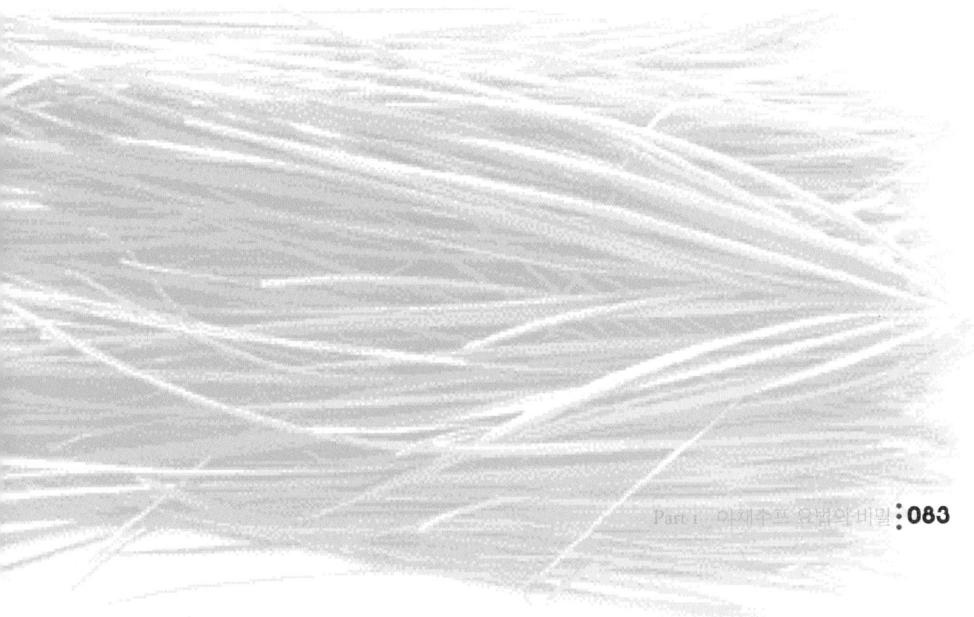

5개월만에 간경변이 완치됐다

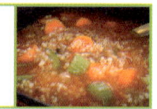

공무원 Y씨, 46세

나는 1985년부터 간장병 때문에 세 번이나 입퇴원을 거듭하다가 최종적으로 간경병이라는 진단을 받았다.

평소 야채수프의 효과에 대한 이야기를 들었을 때 너무 비현실적이라고 생각했다. 그래서 더 불신을 하고 있었다. 그러던 중 친구의 권유를 받고 2년 전부터 야채수프를 먹게 되었다. 야채수프를 먹기 시작한 지 5개월 되었을 때 병원에서 검사를 받았었는데 종양은 흔적도 없이 사라졌다고 했다. 나는 물론이고 의사와 주변사람들 모두 매우 놀랐다. 가족들도 야채수프에 대해 감사하고 있다.

나는 야채수프를 먹고 있다는 것을 의사에게 말하지 않았다. 병원에서 받은 약도 전혀 먹지 않고 있다. 야채수프는 그때부터 현재까지 하루도 거르지 않고 계속 먹고 있다.

피로감이 사라지고 컨디션이 좋아졌다

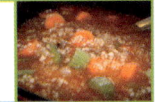

간호사 Z씨, 35세

나는 지난 8년 간 간호사 생활을 해왔다. 서른 살이 넘으면서 의료업에 대한 불신감과 질병에 대한 불안감이 생기기 시작하더니 몸에도 이상 증세가 나타났다.

불신감 때문에 의사의 진료를 받지도 못하고 직접 식이요법이나 운동법 등을 찾아 다녔다. 약에만 의존한 것도 아니었는데 나이에 비해 피로감이 너무 심한 것 같다는 생각이 들었다.

이때 야채수프에 대한 방송을 보고 당장 실행해 보았다. 현재 야채수프와 현미차를 먹기 시작한 지 1개월이 되었는데 부작용도 없고 피로감도 없어졌다. 무엇보다 몸 안팎이 모두 놀랍도록 젊어진 느낌이다.

어쩌면 예전에는 간장, 췌장, 신장 등에 기능저하가 있었던 건 아닌가 추측할 따름이다. 우유도 전혀 먹지 않고 있다. 몸이 완전히 건강해져서 말로 표현 못할 만큼 기쁘고 행복하다. 많은 사람들이 나처럼 건강을 회복하고 행복해졌으면 좋겠다.

간암인 어머니가 건강을 되찾았다

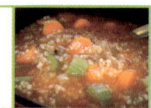

초등학교 교사 D씨, 32세

어머니가 간암으로 병원에 입원하셨을 때 담당의사는 어머니가 장차 1년밖에 살 수 없을 거라고 말했다. 난 슬픔으로 절망했다. 어머니는 항암제 투여로 쇼크가 심해서 미음조차 잡수시지도 못하는 상태였다.

3월 하순에 고향에 있는 병원으로 어머니를 모셔갔다. 고향으로 돌아왔다는 안심 때문인지 내가 병원으로 야채수프를 만들어 가자 맛있다고 하시며 겨우 드시기 시작했다.

소변요법도 병행했다. 1개월쯤 되었을 때 어머니가 컨디션이 매우 좋아졌다는 전화를 해주셨다. 음성만 들어도 건강이 많이 회복되셨다는 걸 알 수 있었다. 난 너무 기뻤다.

현재는 아직 황달이 심한데 의사는 회복되기까지 3개월은 더 소요될 거라고 했다. 어머니는 현재 밝게 생활하고 계시다. 야채수프가 어머니의 목숨을 살려낸 것이다. 늘 감사드린다.

C형 간염이 5개월 만에 사라졌다

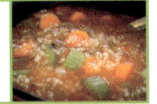

재단사 A씨, 35세

내가 항상 가장 걱정하는 건 간이다. 처음 내 병명이 C형 간염이라는 말을 들었을 때 인터페론의 치료를 생각했다. 그러나 부작용이 너무 심하다는 말을 듣고 병원에 가지 않았다. 그 대신 야채수프를 먹기 시작했다.

5개월이 되었을 때 의사는 C형 간염이 어느새 없어졌다고 했다. 이런 일이 있을 수 있는 걸까? 야채수프를 개발해 주신 분께 감사할 따름이다.

병이 낫고 보니 마치 새로 태어난 듯하다. 난 지금 한 살이라고 생각하며 앞으로 긴 인생을 건강하게 살고자 한다.

만성 불쾌감과 불면증이 없어졌다

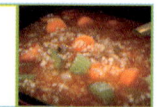

농업인 N씨, 45세

나는 야채수프와 현미차를 먹기 시작한지 불과 2개월밖에 되지 않지만 그 효과에 매우 놀라고 있다.

나는 항상 혀가 하얗고 위에 물이 고인 듯한 느낌이 들었고, 1년 내내 감기를 앓고 있었다. 위가 이런 상태인지라 야채수프를 먹을 수 있을까 걱정하며 먹기 시작했는데, 어느새 그 불쾌감이 없어져 버렸다.

이제까지 여러 가지 방법을 써 왔는데 모두 일시적으로만 효과가 있을 뿐 완치되지는 않았다. 그런데 금년 겨울은 아직 감기도 들지 않고 혓바닥도 정상으로 돌아왔다. 눈도 한결 시원해졌다.

그 동안 병원에서 여러 가지 검사를 받고 아무 이상이 없다는 검사결과가 나왔지만 난 항상 몸이 무겁고 불쾌감이 있었다. 그런데 지금은 그것도 말끔히 없어지고 불면증도 없어져서 잘 잔다. 앞으로도 계속 야채수프를 먹고 더욱 건강하게 살아갈 생각이다.

혈압과 간 기능이 개선되었다

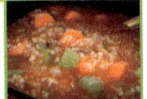

의사 N씨, 58세

　1988년 6월, 아내는 나와 두 아이를 남겨 두고 세상을 떠났다. 내 나이 52세 때였다. 아내는 1년 7개월 간 투병생활을 했고, 당시 나는 병원을 휴업하고 아내만 돌보았다. 그러나 그 보람도 없이 아내는 저 세상으로 가 버린 것이다.

　그런데 아내가 세상을 떠난 지 며칠 후에 다테이시 선생의 강연회 광고를 신문에서 보게 되었다. 아내가 떠나 버린 지금도 신문이나 잡지에서 암이라는 글자만 발견해도 습관처럼 읽었던 것이다.

　다테이시 선생의 강연회 주제는 '암과 치매' 였다. 이미 때는 늦었다는 것을 알면서도 나는 강연을 듣지 않을 수 없었다. 거기서 알게 된 것이 야채수프라고 불리는 음식물의 힘이었다. 반신반의하며 참석했던 강연회에서 직접 병을 극복한 사람들을 만나면서 비로소 나도 야채수프를 만들어 보기로 했다. 시행착오를 거듭하며 만드는 방법을 배우고 먹게 되었다. 1992년, 혈압과 급성 간장병으로 입원한 일이 있었기 때문이다. 그런데 수프를 먹기 시작하자 2일 후부터 컨디션이 좋아진다는 걸 느꼈다. 그리고 2주일 뒤에 여러 가지 검사를 해 보았다. 그 결과 혈압은 정상치로 돌아오고 간 기능도 분명히 개선된 상태였다.

　순간, 이 야채수프를 조금만 더 빨리 알았더라면, 아내를 살렸을 텐데 비록 아내는 떠났지만 지금도 암과 싸우고 있는 많은 분들께 도움이 되길 바라는 마음으로 야채수프를 적극 추천하는 바이다.

기미와 잡티가 없어지고 당뇨병이 나았다

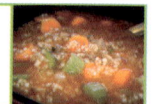

여배우 D씨, 35세

예전부터 야채수프가 몸에 좋다는 얘기는 들어왔었다. 하지만 야채수프를 만드는 일이 번거롭게 여겨져서 먹을 생각도 하지 않았다.

나는 위 수술을 받은 후 1년에 한 번씩 정기검진을 받아왔다. 그때마다 의사는 위종양이 생길 수 있으니 주의해야 한다고 했다. 어느 날, 뭔가를 하지 않으면 안 된다는 생각이 들었고 야채수프가 떠올랐다. 그래서 곧 만들어 남편과 함께 먹기 시작했다.

나와 남편은 곧 배뇨 기능이 매우 좋아졌고, 야채수프 덕분임을 확신하며 77세인 어머니도 드시도록 했다. 어머니 얼굴에는 늘 기미가 끼어 있어서 해가 갈수록 더욱 짙어져 갔는데 야채수프를 드신 뒤부터는 그것이 어느 정도 엷어져 갔다. 남편도 손등에 기미나 점 같은 것이 많았는데 그것도 없어졌다.

야채수프는 혈액을 깨끗이 하여 신진대사를 활발하게 한다는 것이다. 그리고 몸이 젊어진다고 했다. 그것을 나는 실감하고 있다. 야채수프를 반년만 먹으면 종양 따위는 전혀 생기지 않는다고 해서 지난 6개월 동안 야채수프를 먹었다. 덕분에 지금은 완전히 건강에 자신을 갖게 되었다.

나는 직업이 배우이므로 안으로부터 나오는 활력이나 기운이 매우 중요한데 자연히 몸에 생기가 돋아나는 느낌이다.

우리 집에서 효과를 보자 친척들도 먹기 시작했다. 당뇨병으로 고생하던 조카도 야채수프를 먹은 지 2개월이 되자 혈당이 내려가기 시작해서 지금은 정상이 되었다. 의사도 고개를 갸우뚱거리며 이상하다고 했다고 한다.

수프는 어머니가 만드신다. 큰 냄비에 야채를 가득 채우는 것도 상당히 힘든 일이다. 야채수프를 만든 뒤 남은 야채찌꺼기는 고기와 함께 삶아서 고양이에게 먹이고 있다.

야채수프로 모두가 곤란을 느끼는 것은 무청을 구하는 일이다. 슈퍼에서는 잎이 잘린 무를 팔기 때문이다.

현재는 야채수프를 아침에 먹고 한약과 함께 한 컵씩 먹고 있다. 하루에 먹는 양은 처음에는 0.5ℓ 정도였는데 지금은 약 0.4ℓ 로 줄였다. 반년쯤 먹었는데 그 덕분에 얼마 전의 위내시경검사에서는 종양이 전혀 발견되지 않았다.

야채수프를 먹으면 병에 쉽게 걸리지 않는 것이 사실이었다.

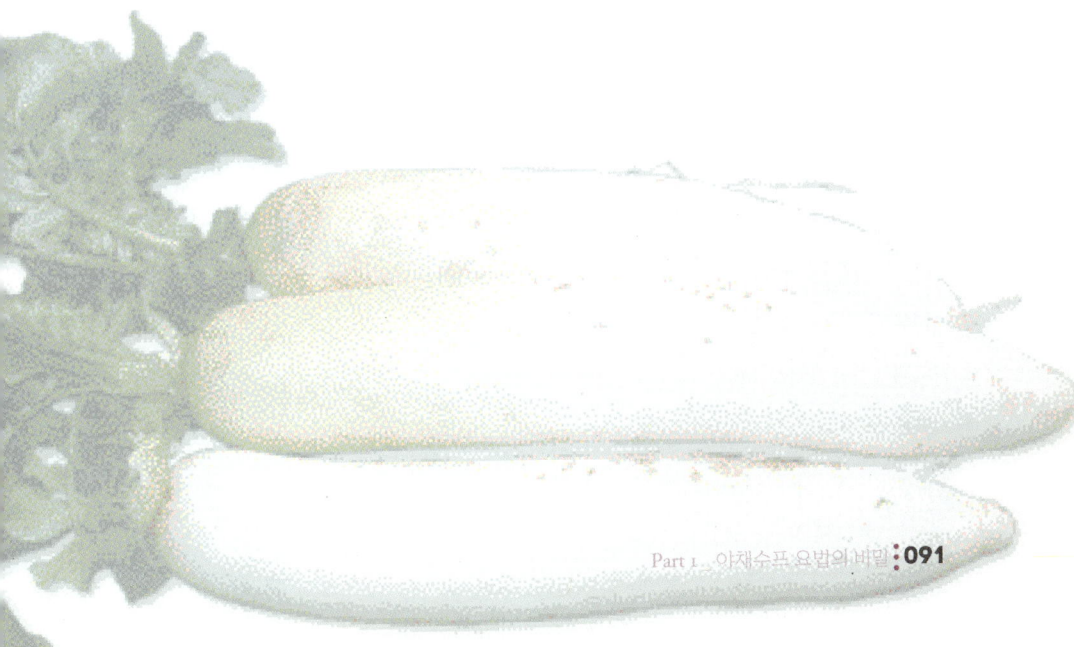

C형간염이 1개월 만에 좋아졌다!

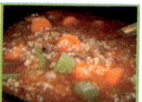

공무원 G씨, 35세

나는 1993년 10월, 다테이시 선생의 강연을 들었다. 그 당시 나는 C형 간염으로 인터페론을 1주일에 3번씩 30회 정도 맞은 상태였다. 강연을 들은 후 의사에게 야채수프 요법을 하고 싶으므로 인터페론 치료를 그만 받겠다고 말했다. 그리고 앞으로 어떻게 변해갈지 경과를 알기 위해 검사를 받았다.

야채수프를 먹은 후 한 달에 한 번씩 혈액검사를 받았다. 한 달 뒤인 11월에는 간염 수치가 올랐고 12월에는 정상으로 돌아왔다. 의사도 믿지 못한다며 고개를 갸우뚱거렸으나 나는 야채수프밖에 먹은 일이 없다고 대답했다.

아내는 어렸을 때부터 코가 잘 막히고 불면증이 있었다. 어른이 된 후에는 알레르기성 비염을 진단받아 이것저것 치료를 받은 바 있었다. 그러나 효과는 전혀 없고 요즘은 특히 상태가 심해진 상태였다. 그리고 무릎이 아파서 오른쪽 무릎을 굽히질 못했다. 그러나 야채수프를 먹기 시작한 뒤부터 어느 새 무릎을 굽힐 수 있었다.

다테이시 선생을 만났을 때, 선생은 내 병이 나을지 어떨지는 보증할 수 없지만 1년쯤 먹어 보라고 말했다. 그런데 3개월 되었을 때 90% 이상 좋아졌다.

현재 나는 야채수프를 하루에 800~1000cc와 현미차를 600cc 정도 먹고 있다. 아침에는 일어나자마자 배뇨한 소변 30cc와 야채수프 150

cc를 혼합해서 먹는다. 아내는 야채수프만 600~800cc씩 먹고 있다.

몇 년 동안이나 병원 처방약으로 호전되지 않았던 내 병이 야채수프를 먹기 시작한 후 1개월만에 정상치로 되돌아간 것은 그야말로 기적이다.

주위를 돌아보면 누구나 건강상 걱정거리를 한 가지씩은 갖고 사는 것 같다. 내 경험이 그들에게 도움이 되길 바란다.

폐암에 걸린 동생이 완쾌되었다

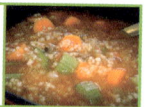

주부 K씨, 42세

동생은 폐암 4기 상태에서 수술을 받았다. 임파선으로 전이된 것은 떼어내지도 못하고 첫 번째 항암제를 맞았는데 효험이 전혀 없었다.

고민하던 나는 류머티즘을 치료하기 위해 먹었던 야채수프를 먹어보자고 권했다. 동생도 무엇이든 해봐야 된다는 생각이 들었는지 진지하게 듣고 야채수프를 먹기 시작했다.

11월 1일부터 야채수프와 현미차를 모두 0.7ℓ씩 먹기 시작해서 11월 3일에 퇴원했다. 그 뒤로 병원에서 주는 약은 일체 먹지 않고 야채수프와 현미차만 먹었다.

퇴원 전에 사타구니와 허벅지, 엉덩이에 걸쳐 심한 통증이 있어서 전이된 것이 아닌가 의심되었다. 집에 돌아온 후에는 진통제를 중단하고 오직 수프와 현미차만 먹었는데 1주일쯤 됐을 때 통증이 없어졌다고 했다. 동생은 항암제를 맞고 있을 때는 이대로 병원에서 죽는 게 아닐까 생각했다고 했다. 당시 주위 사람들도 동생의 몸이 날로 나빠지는 것을 알 정도였다.

지금은 건강을 되찾아 12월 2일의 혈액검사에서는 모두 정상이라는 결과를 받았다. 의사도 깜짝 놀랐다. 가족들의 기쁨도 이만저만이 아니다.

게다가 우리 집에는 굉장한 일이 생겼다. 10년 동안 간이 나빠서 병원에 다니던 어머니가 동생의 호전된 상태를 보고 야채수프를 먹기 시작한 것이다. 전에 아무리 야채수프를 권해도, 10년 된 병이 수프 따위로 낫겠느냐며 드시지 않던 어머니셨다. 어머니도 야채수프를 드신 한 달 뒤 정기검진을 받으며 다시 한 번 사진을 찍었는데 간 상태가 매우 좋아졌다고 했다.

 가족이 경험하고 보니 이제는 누군가 아프다고 하면 야채수프를 먹고 건강해지기를 바라는 마음뿐이다.

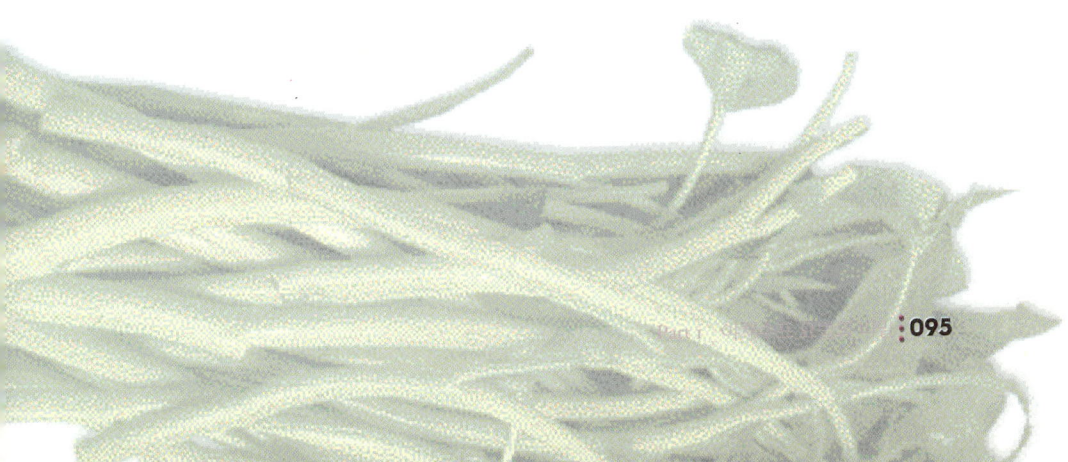

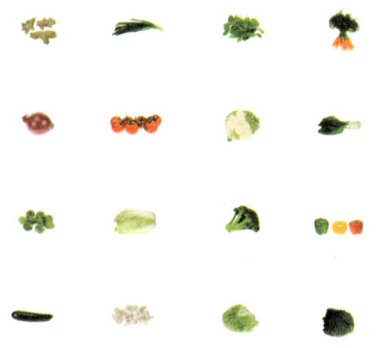

Part 2
야채수프가 질병을 다스린다

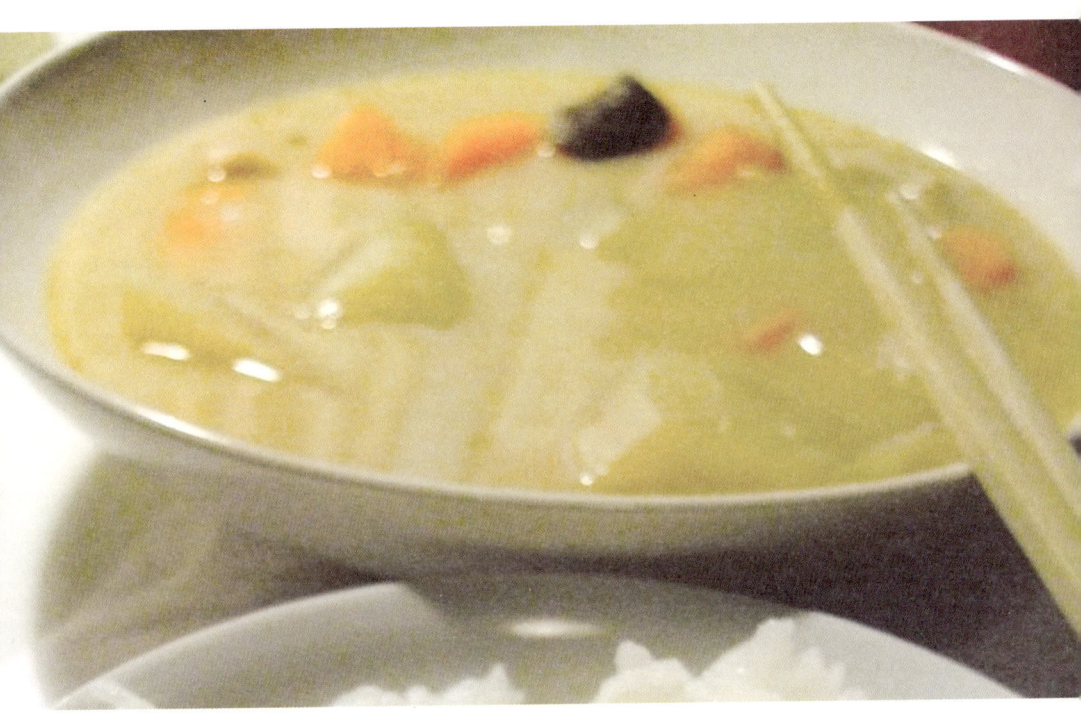

제6장
암, 백혈병, AIDS를 극복하는 야채수프

🥔 암의 발생 원인과 퇴치하는 원리

암은 왜 생기는 걸까?

인체를 이루는 세포는 세포 자체의 조절 기능에 의해 성장 및 분열하고 수명이 다하거나 손상되면 스스로 죽어 건강한 세포로써 균형을 유지해 간다.

그런데 약물, 화학합성물질, 산소 부족 등의 원인에 의해 세포 조절 기능에 문제가 생겨서 죽어 없어져야 할 비정상적인 세포들이 생리적 한도를 넘어 과다 증식하게 된다. 경우에 따라 주위 조직 및 장기에 침입하여 국소적으로 덩어리를 만들고 기존의 구조를 파괴하거나 변형시킨다. 이것을 암이라고 한다.

이 특수한 세포는 암화가 진행하는 과정에서 다른 부위에 전이되기도 하고 수술로 절제해도 재발을 거듭한다. 이와 같이 이상하게 증가한 세포덩어리를 일반적으로 종양이라고 한다.

종양은 세포분열에 의해 성장한다. 그런데 성장이 일정 수준에서 중단되거나 천천히 성장한다면 평생 건강에는 지장이 없다. 이것을 양성종양이라고 한다. 이와 반대로 세포분열의 성장이 빠를 경우에는 생명에도 영향을 미치는데, 이것을 악성종양 즉 암이라고 한다.

그렇다면 같은 체세포인데 왜 암세포만이 이리저리 옮겨다니거나 재발을 반복하는 것일까?

그것은 같은 체세포라도 암화한 체세포는 원래 그곳에 불필요한 세포이기 때문에 단독 행동이 가능한 것이다. 보통 인체를 구성하고 있는 체세포는 그 장소를 떠날 수가 없으며 하나가 탈락하면 나머지 세포가 둘로 분열하여 부족해진 세포를 보충하게 되어 있다.

그리고 보충이 끝나면 세포분열은 잠시 멈추는 것이 원칙이다. 이 원칙이 지켜지고 있는 한 신체의 크기와 모양과 기능이 일정하게 유지되는 것이다. 즉 체세포는 분열 능력을 갖고 있는데 이것은 필요에 따라 나타나며 필요 한도를 넘지 않는다. 이것이 바로 건강한 상태다.

그리고 또 한 가지, 경단백질인 콜라겐은 암의 발생과 치료에 크게 관련되어 있다. 콜라겐은 동물의 신체를 구성하는 주요한 단백질이다. 이것을 교원이라고 하는데 동물의 피부나 뼈, 연골, 힘줄, 인대, 모발 등의 지지조직에 다량으로 존재한다. 고등동물의 경우 모든 단백질의 3분의 1을 차지하고

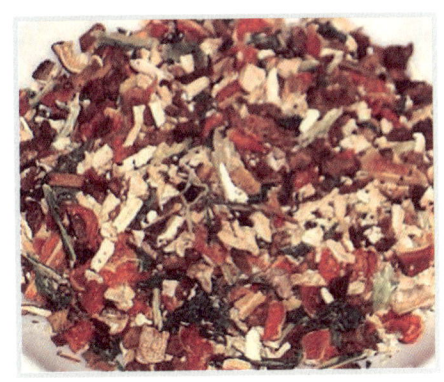

있으며 섬유 모양의 경단백질로서 주로 동물의 형태나 구조를 유지하는 역할을 한다. 전자 현미경으로는 700옹스트롬1Å = 1/1억㎝마다 물결 모양이 있는 섬유로서 볼 수가 있다.

콜라겐은 글리신, 프롤린, 히드록시프롤린을 특히 많이 포함하고 있으며 물과 함께 가열하면 용액 속에 젤라틴이 스며나오는 성질을 가지고 있다. 상어 같은 연골이 많은 고기를 끓인 국물에는 앙금이 생기는데 이것은 바로 콜라겐의 성질 때문이다.

바로 그 체세포의 콜라겐이 이상하게 붕괴하여 여러 가지 질병이 생기는데 그 중의 하나가 암이다. 콜라겐이 이상을 일으키는 경우는 다음 두 가지이다.

첫째, 동물성지방과 칼슘의 과잉섭취다. 즉 육류나 합성칼슘, 우유 등을 과잉섭취할 때이다.

둘째, 화학합성물질을 포함한 조미료나 음식물을 섭취했을 때이다. 특히 무서운 것이 의약품과 드링크제다. 즉 인공적으로 만들어진 것을 체내에 들여보내는 일이다.

이 두 가지 조건이 갖추어지면 몸 여기저기에서 이상을 호소하게 된다. 즉 체세포나 콜라겐의 붕괴가 촉진되고 있는 것이다. 그리고 많은 질병이 시작되는 것이다. 암은 그 전형적인 이상 사례이다.

예를 들어 폐암으로 사망한 환자의 폐포를 꺼내서 조사해 보면 다른 질병으로 죽은 사람의 폐보다도 15~23배나 되는 칼슘이 고여 있다. 폐포에 고인 칼슘 주위에는 암세포가 엉겨 붙어 있다.

폐암으로 죽은 사람 중 적어도 10명 중 2명은 이런 상태이다. 암세포 그 자체가 사망의 주원인인지 칼슘이 콘크리트화한 것이 원인인지는 알 수 없다. 또한 심장병으로 죽은 환자의 심장을 꺼내보면 99%가 심장 근육에 칼슘이 콘크리트벽처럼 붙어 있다. 심장이 돌같이 된 것이다.

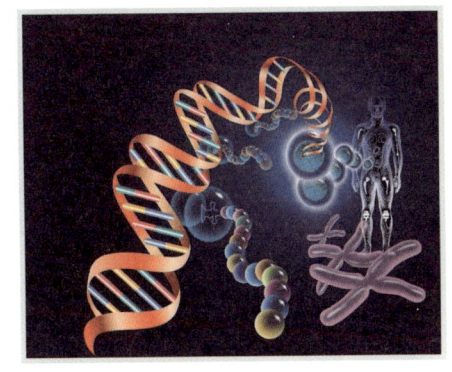

건강식품 열풍으로 많은 사람들이 칼슘제를 섭취하면서 동시에 암과 심장병의 사망률 도 증가해 버렸다. 이를 통해 사실 칼슘이 무서운 것인지 알 수가 있다.

그러므로 칼슘을 섭취하라고 권하는 의사나 건강보조식품 판매원의 말을 그대로 따라서는 안 된다.

🥬 암을 정복하는 야채수프 건강법

이제 암을 극복하는 건강법을 알아보자.

우선 야채수프와 현미차를 하루에 각각 0.6ℓ씩 섭취한다. 결코 많은 양은 아니다. 그 다음에는 암 치료 기간 동안에는 지방과 칼슘은 절대 섭취해서는 안 된다.

이 건강법은 암 외에도 뇌종양, 뇌연화, 혈전, 고혈압, 간장, 종양, 위·십이지장궤양, 심장병, 내장질환, 백내장, 무릎관절염, 그 밖의 여러 질병에 적용된다.

시력장애가 있는 사람은 야채수프를 먹기 시작하여 10일쯤 되면 눈이 찐득거리거나 흐린 증상이 나타나는데, 며칠만 더 지나면 그 증상은 사라진다.

수프를 먹기 시작해서 20일쯤 되면 눈이 잘 보이게 되어서 많은 사람이 안경이 필요 없게 된다. 4개월 이상 먹게 되면 대부분 20년은 더 젊어 보이게 된다. 74세인 여성이 수프를 먹고 폐경되었던 생리를 다시 시작해서 이후 규칙적으로 생리를 한 사람도 있다.

🥕 암수술이 위험한 이유

육식과 유제품의 섭취량이 많아진 요즘, 과거에는 별로 볼 수 없었던 스킬루스 위암 환자가 젊은 사람들에게서 증가하고 있다.

스킬루스 위암은 보통 위 속에 혹 같은 것이 생기는 암과는 달리 벽 전체에 암세포가 침투해 있다. 자각증상은 위가 쓰린 것부터 시작된다. 그리고 서서히 식욕부진이 되고 두통을 시작으로 위, 등허리의 통증, 그리고 온몸의 통증을 느끼게 된다.

이 암은 일단 발생하면 진행 속도가 매우 빠르고 동시에 온몸의 임파선에 전이돼 간다. 수술하려고 절개해 보면 위 주위가 임파종이 염주알처럼 연결되어 있어 손을 쓸 수가 없어 그대로 닫아 버리는 예가 많다. 스킬루스 위암은 실제 위를 열어 보지 않으면 그 상태를 정확하게 알 수가 없다. 이것이 스킬루스 암의 현실이다.

그러니 스킬루스 암에 걸려서 위나 십이지장을 수술해야 한다면 배꼽 위까지 절개해서 소화기관을 통째 절제하지 않으면 안 된다. 이것은 현대 외과의사들의 전형적인 처치법이다.

오래 전, 이 병으로 사망한 TV 사회자는, 보도에 따르면 내장을 3kg이나 떼어냈다고 한다. 과연 그렇게 해서 사람이 살 수 있을까? 또 현재의 외과의사들은 수술할 때 왜 항상 수혈을 하는 건지 의아하다.

위나 십이지장의 수술은 보통 10~12㎝ 정도만 잘라도 충분하다. 이 정도 절개 수술이라면 수혈을 하지 않고도 얼마든지 할 수 있을 것이다. 그리고 수혈을 해야 될 수술이라면 하지 않는 편이 오히려 낫다.

반드시 수술을 해야 될 환자라면 적어도 1~3개월간은 야채수프를 하루에 0.6ℓ 정도를 먹이고 다시 한번 검사한 다음에 받도록 한다. 그 정도 복용했다면 수술하지 않아도 될 만큼 호전돼 있을 것이다.

또 암 적출수술을 해도 환부가 굳어져서 회복도 빠르고 전이할 위험도 없게 된다.

수술 전에 반드시 백혈구나 혈소판, 혈당, 최저혈압, 신·간장 검사를 하더라도 X-레이, 조영검사는 가능한 하지 않기를 권한다. 이것만 지켜져도 많은 생명을 구하게 될 것이다.

🥬 방사선 치료가 두려운 이유

방사선을 사용한 치료나 검사는 심사숙고해야 한다. 그 이유는 다음과 같다. 우선 방사선 물질이란 인체에 매우 무서운 것이기 때문이다.

200가지가 넘는 방사선 물질 중 대부분은 반감기半減氣 : 방사성 물질의 원자핵 절반이 붕괴-입자와 에너지를 방출해서 자발적으로 다른 종류의 원자핵으로 변하는 것-되어 감소하는 데 필요한 시간가 매우 짧다. 그러나 긴 것도 있어서, 스트론튬strontium의 반감기는 28년, 세시움137은 33년으로 매우 길다. 즉 스트론튬을 쪼이면 그 후 28년이 지나도 반으로밖에 약해지지 않는다.

스트론튬90은 칼슘과 비슷한 성질을 가지고 있어서 뼈에 엉겨붙기 쉽고 세시움137은 근육에 작용하여 특히 유전에 영향을 준다. 이러한 방사능에 의해 암이나 백혈병 같은 특유의 원자병이 생긴다. 그리고 생식기관을 파괴하여 불임증이나 돌연변이의 원인이 되고 유전자를 변화시켜 자손에게까지 그 악영향을 물려주게 된다.

방사선은 암세포를 파괴해서 치료에 유효한 힘을 발휘하는 효과도 있지만 동시에 건강한 세포까지도 파괴한다. 그러한 무서운 방사선을 단순한 질병을 조사하기 위해 사용한다는 것은 결코 찬성할 수가 없다. 방사선이란 원자핵 분열에 의해 생긴다는 사실을 잊지 말아야 한다.

▶ 코발트60, 방사선의 배반

현재 암 치료법으로는 수술, 항암제, 방사선 치료 세 가지가 있다. 그러나 대부분의 의사들은 방사선 치료가 일시적인 효과일 뿐이라고 말한다. 방사선은 검사하기 위한 가벼운 조사조차도 위험하다. 그런데 암세포를 파괴하는 목적으로 행해지는 코발트 조사는 더 말할 것도 없이 인체에 중대한 위험을 가져다 준다.

어떤 뇌종양 환자는 치료를 위해 코발트60을 매일 30회씩 치료받던 중 29일째, 방사선 치료 중에 발작을 일으켜 사망한 예가 있다. 이 환자의 얼굴은 검은 곰처럼 되어 차마 볼 수 없을 정도였다. 이처럼 코발트60을 쏘이면 암을 치료하고 재발을 막는다는 과신이 때론 생명을 빼앗아가기도 한다.

어떤 경우에도 목 위쪽으로는 방사선을 치료 및 쏘여서도 안 된다. 암 자체보다 더 치명상이 될 수 있기 때문이다.

▶ 방사능 허용량의 의미는 무엇일까

현재 방사능의 최대 허용량은 일반 사람들은 1개월에 30mrem밀리렘으로 되어 있다. 그러나 인체에 대한 허용량이라고 해서 절대 안전하다고 보장해 주는 것은 아니다. 오히려 정확하게 말하자면 극소의 미량이라도 그 나름의 해가 있다. 다만 '그 정도라면 별다른 변화는 없겠지'라고 하는 불명확한 추정에 의한 양에 불과하다.

라듐, 우라늄, 토륨 따위 원소의 원자핵이 스스로 붕괴하면서 방사선을 내뿜는데 그 세기를 방사능이라고 한다.

원자발전소 근처의 소나무나 토양 기타 해조류에는 핵분열 생성물의 일종인 요오드129라는 방사성 물질이 보통의 100배 이상의 농도로 축적되어 있다는 것이 확인되었다. 요오드129가 인체에 들어가면 갑상선에 농축된다. 반감기는 약 1,600만년이라고 하니 듣기만 해도 소름이 끼친다.

　1960년에 미국과 독일에서 요오드129라는 방사성 물질이 사망한 많은 일반인들의 갑상선에 농축되어 있었다는 발표가 있었다. 하지만 그 이야기는 금세 어둠속으로 사라지고 말았다.

　현재도 방사능이 갑상선에 들어가 어떻게 농축되는지는 정확하게 밝혀지지 않았다. 미국과 독일의 데이터가 무엇을 뜻했는지 당시의 문헌이 없으므로 현재로서는 알 수가 없다. 그러나 방사성 물질이 해로우면 해로웠지 약은 되지 않는다는 것만은 틀림없다.

　오늘날에는 방사성 조영제인 검사약이 너무나도 쉽게 사용되고 있다. 언젠가 도쿄의 대학병원 폐기물 처리장에서 대량의 세시움137이 검출되었다는 보도가 있었다. 그런데 이상한 점이 있다. 원래 세시움137은 우라늄235가 섞여 있어야만 검출되기 때문이다.

　이렇다면 각 대학이나 병원의 관리체제나 피폭에 관한 관리체제에 의문이 생긴다. 최소한 계수기 정도는 설치되어야 하지 않을까. 이런 방사능에 대해 병원 내에서는 환자의 인권도 생명도 모두 무시되고 있는 현실이다.

　방사능을 다루는 전문가의 안전 기준은 월간 300밀리렘으로써 일반 환자의 무려 10배에 달하는 양이다. 그렇다고 해서 일반 환자가 치료용으로 방사선을 쐬는 정도는 안전하다고 믿어서는 안 된다. 전문가의 용량이 많은 이유는 다른 혜택을 누리는 대가인 것이다. 또 하나의 이유로는 방사능이 유전자에 끼치는 영향이 아직도 연구가 제대로 이루어지지 않았기 때문이다.

　전문가의 수가 적으므로 일반인의 10배나 되는 방사능을 쏘였을 때 유전자에 어떤 위험을 미치는지 아직 결론이 나오지 않았다. 결국 현재 전문가 자신이 실험동물이 되고 있는 것이다.

그들이 심각한 장애를 일으키고 있는 것만은 확실하다. 전문가가 다량의 방사능을 쏘이고 있다 해서 일반인은 허용치 내에서 쏘여도 괜찮다는 것은 아니다. 일반사람들도 방사능을 안 쏘일수록 좋은 것이다. 만약 방사능을 쏘인다면 유전인자는 영향을 받겠지만 그 양이 적을수록 다음 세대에 기형아가 생기는 확률은 그만큼 낮아질 것이 분명하다.

항암제가 위험한 이유

수명을 연장하는 효과가 있다고 알려져 있는 항암제도 매우 위험하다. 암으로 입원하면 3개월을 살면 오래 산다고 하는 것이 세간의 일반적인 상식이다. 그 원인은 바로 항암제에 있다.

비록 암세포를 갖고 있다 하더라도 그렇게 빨리 생명을 잃지는 않는

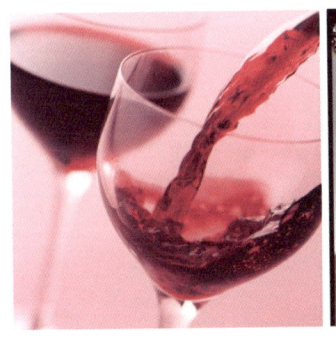
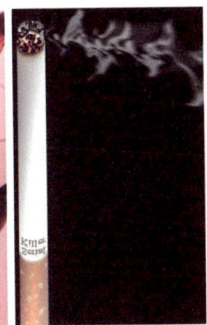
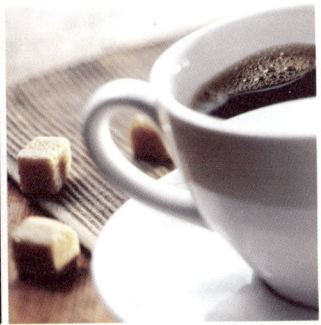

다. 병원에서 치료 중 사망한 시체를 해부해 보면 내장은 그야말로 엉망진창이 되어 있다.

약물에만 의지하는 현대의학의 가장 심각한 형태가 항암제이다.

의醫는 약이 아니라 기술이며 의사의 정의情意이다. 환자는 병원의 항암제뿐만 아니라 투약이나 의료 처치에 대해서도 결코 과신해서는 안 된다.

🥕 면역과 항체라는 말의 남용

우선 면역과 항체에 대한 정확한 뜻을 살펴 보자.

면역의 사전적 의미는, '인간이나 동물의 체내에 병원균이나 독소, 즉 항원이 침입해도 항체에 의해 발병하지 않을 만큼 저항력을 갖는 것. 즉 항원에 대해 선천적으로 항체를 갖거나 또는 한번 항원에 대한 반응으로써 항체가 만들어져서 후천적으로 저항력을 얻는 것. 여기서 후자의 경우는 인공적으로 항체를 만들 수도 있다'라고 한다.

면역이란 엄밀히 말하면 항체 형성에 의한 방어작용이다.

면역을 분류하자면, 선천면역자연면역과 획득면역이 있다. 획득면역에는 다시 자연획득면역과 인공획득면역의 두 가지가 있다.

암 환자에게 사람들은 입버릇처럼 면역과 항체에 대해 이야기한다. 언뜻 보면 학식이 많은 듯 보이지만 실질적으로 그런 사람들이 암을 완치시키는 것은 아니다.

🌱 콧수염의 비밀

 콧수염이나 턱수염을 기르는 것은 매우 위험하다. 만약 자신의 콧수염을 전자 현미경으로 본다면, 세균이 빈틈없이 번식하고 있는 모양을 보고 깜짝 놀랄 것이다. 그 세균의 수는 무려 한 사람당 수억 개나 되니, 콧수염은 세균의 온상이라고 해도 과언이 아니다.
 콧수염을 기르는 사람의 내장은 식도로부터 장 전체에 걸쳐 종양이 생길 확률이 높다. 위나 십이지장궤양, 암의 발생율도 높다.
 또 인상면에서도 용모에 자신이 없거나 소심한 사람으로 보일 수도 있다. 자신의 외모에 보다 자신감을 갖도록 하자. 그렇다면 스스로 병을 만드는 어리석은 일은 하지 않게 될 것이다.

🌱 유방암과 자궁암을 정복한다

 말기 또는 악성 유방암의 경우 2개월간 야채수프와 현미차를 각각 0.6ℓ 이상씩 철저하게 먹으면 자신도 모르게 암이 나아 버린다.
 자궁암도 야채수프와 현미차를 각각 0.6ℓ 이상씩 철저하게 먹는다. 약 2~3일 후면 암 주위에 생긴 젤리모양의 것이 없어지고 암이 있는 자리는 검게 굳어져 간다. 계속해서 야채수프를 먹으면 암은 점점 작아져서 자궁은 본래의 건강한 모습을 회복한다.
 자궁근종도 자궁암과 동일하게 먹으면 된다. 그런데 1천명에 한 명 정도는 암이 가위로도 자를 수 없을 만큼 딱딱한 막대기처럼 고형화된 경우가 있다. 이것이 자궁내막을 찔러 통증과 출혈을 일으키는 경우가 있다. 이런 사람은 곧 병원으로 가서 그 부분을 절제해야 한다.

　암 자체는 야채수프와 현미차를 먹으면 생명에 이상이 없다. 이 경우에는 기능을 회복하기까지 2~7개월을 먹어야 한다. 그러면 건강한 자궁으로 회복될 것이다.

　그리고 말기암인 사람에게는 소변요법을 함께 병행하면 효과가 더 좋다.

백혈병과 근육무력증을 치료한다

　야채수프는 혈액암이라고 말하는 백혈병에도 효과를 발휘해 많은 생명을 구해왔다.

　야채수프와 현미차를 각각 0.6ℓ 이상씩 날마다 먹는다. 백혈병 약은 서서히 줄이고 복용 규칙을 철저히 지키면서 먹으면 10일 정도 되었을 때 백혈구, 혈소판이 보통사람의 1/3까지 회복된다. 이렇게 3개월 동안 먹으면 백혈병이 완치되고 1년간 끈기 있게 먹으면 평생토록 건강에 아무런 걱정이 없게 된다.

　방사성물질의 부작용이 원인이 되어 백혈병이 된 경우에도 야채수프와 현미차를 하루에 0.6ℓ 이상 먹으면 혈소판은 하루에 약 1만2천개, 백혈구는 7백~1만1백개로 상승해 간다. 1개월쯤 되면 거의 정상으로 되돌아온다.

　또 돌연변이에 의해 급성백혈병이 되었을 경우에는 2주간 계속 먹게 되면 혈소판은 13만~16만개로 상승하고 백혈구는 3천7백~4천개로 상승해 간다.

그 외에 야채수프와 함께 칼슘이 들어 있지 않은 프로테인을 녹여서 먹도록 한다. 아침에 10g, 저녁에 10g을 먹는데 녹은 프로테인을 체내에서 허실없이 소화해 주는 효소인 레시틴을 아침, 저녁에 각 1알씩 먹으면 그 효과는 보다 빨리 나타난다. 프로테인과 레시틴은 복용량을 반드시 지킨다.

백혈병에 걸린 사람은 소변요법을 곁들이면 효과적이다.

🥬 소변요법의 원리

건강법으로 소변요법을 처음 발표했을 때 세상의 반응은 '더럽다, 어리석다' 등의 비난뿐이었다. 하지만 굴하지 않고 연구하고 실험을 계속했다.

그 결과 균이 가지고 있는 면역력을 높이기 위해 야채수프와 혼합하면 전혀 새롭고 강한 면역반응을 만든다는 것을 증명해냈다.

그러나 중증의 질병은 고칠 수가 없다. 비록 일시적이라도 우선 그 질병이 되는 병원균의 증식을 막아야 한다. 동시에 소멸해 가는 세포의 소생과 재생을 활성화시켜야 한다. 그러기 위해서는 적어도 3개월 간은 다음 방법대로 소변요법을 병용해야 한다.

우선 아침에 맨 처음 배뇨를 받되, 처음 소변은 버리고 30cc 정도 받는다. 여기에 야채수프를 더해 주면 면역력이 체내 균보다 3배의 힘을 발휘해서 불과 몇 시간이면 그 효과가 나타난다.

즉 환자 본인이 가지고 있는 암세포보다 면역이 강하기 때문에 재빨리 죽어 버리게 된다.

🥬 소변요법과 야채수프의 건강법

AIDS에이즈, 후천성 면역결핍증는 소변요법과 야채수프를 섞어 복용하면 효과가 매우 크다. 이 경우는 소변의 양을 늘려서 하루에 3회 먹으면 된다.

우선 아침에 맨 먼저 나오는 소변을 조금만 버리고 나서 다음의 소변을 1컵180cc받아 두고 그 소변을 각 60cc씩 3등분하여 여기에 2/3컵의 야채수프를 더하여 하루에 3회, 아침, 낮, 저녁에 먹도록 한다.

이 방법으로 3개월 동안 계속 복용한다. 이 소변요법 사이에 야채수프를 먹을 수 있는 만큼 먹으면 된다.

이 복용법은 말기암으로 복수가 차고 이뇨제도 듣지 않는 상태의 환자에게도 효과가 좋다. 또 암이라고 진단을 받은 환자는 망설이지 말고 이 건강법을 실행하면 어떤 암이든 효과가 동일하게 나타난다. 이런 경우는 3시간이면 효과가 나타난다.

▶ **에이즈 및 말기암에 복용하는 이 건강법의 주의점이다.**

① 암 환자의 경우, 간혹 통증을 느낄 수 있다. 이런 경우 좌약을 반드시 사용해야 한다. 목욕을 해서 몸을 따뜻하게 하거나 팩 등을 사용해서 통증이 느껴지는 곳을 따뜻하게 해 준다.

② 배뇨를 할 수도 없고 복수가 차는 경우에는 병원에서 이뇨제를 처방받아 먹는다. 그래도 배뇨가 안 되면 링거에 이뇨제를 섞어서 맥박의 1/2 속도로 천천히 투여한다. 이 경우 포도당은 10~20%면 충분하다.
③ 변비가 생기는 수가 있다. 날마다 통변이 원만해지도록 병원 처방약을 먹든가 기타 하제를 사용한다.
④ 신장의 기능에 이상이 없다면 현미차도 병용한다. 회복 속도가 훨씬 빨라진다. 손, 발, 얼굴 등에 부종이 없다면 신장 기능에 걱정은 없는 것이므로 현미차를 먹도록 한다. 만약 현미차를 먹고 부종이 생긴다면 현미차 복용을 중단하고 야채수프만 먹는다.

이상은 말기암이나 에이즈, 백혈병 경우의 소변요법 건강법이다.
그 외 보통의 암이나 종양이 있는 사람은 환자 본인의 소변 30cc에 야채수프 150cc를 섞어서 하루에 1회씩 먹으면 된다. 그리고 이것은 모두 3개월간 계속 복용해야 한다.

▶ 야채수프와 소변요법의 만남, AIDS 특효약 탄생

암, 치매, 전립선 등의 질병에 효과를 나타내는 야채수프는 에이즈에도 유효하다. 다시 한 번 정리하면, 본인의 소변을 1/3컵 정도 받아서 거기에 야채수프 2/3를 더하여 잘 저은 다음 복용한다. 3시간 뒤에 당장 효과가 나타나게 된다. 암은 야채수프의 양을 늘려가면 되는 것이다.
암과 에이즈에는 소변요법과 야채수프를 함께 복용하면 특효약이 된다. 하루에 아침, 낮, 밤 3회를 먹는다. 소변은 새벽녘에 받은 것이 가장 좋지만 때를 놓쳤다면 낮이나 밤에 받은 것도 관계는 없다.

하루 첫 소변을 받아 30cc 양에 에이즈 환자는 60cc의 야채수프를, 암 환자는 150cc의 야채수프를 섞어 잘 저서서 복용한다. 이것을 3개월만 계속하면 암으로 결코 사망하지 않는다.

단, 암 환자는 아침에 한 번만 먹는다. 소변요법과 야채수프는 각각 효력이나 보양·자양이 적당하게 조합되어 있으므로 병원 처방약을 함께 먹거나 항암 치료를 받아서는 안 된다.

우선 자연적인 건강법인 야채수프와 소변요법을 섞어 복용해 본다. 아무래도 수술치료를 받고자 한다면 최소한 3개월만 우선 시험 복용해 보기 바란다. 야채수프만 0.6ℓ씩 먹은 다음에 수술을 받으려 하면 암은 이미 없어졌을 것이다.

제7장
치매를 이겨내는 야채수프

🥕 치매가 발생하는 이유

　치매란 어느 정도까지 발달했던 지능이 병적 과정에 의해 황폐화되는 것을 말한다. 지능뿐만 아니라 감정이나 의욕도 완전히 황폐화되어 버린다. 인체는 나이가 들면서 생리적, 신체적, 정신적 모든 측면에서 노화해 가는데 그 정도가 심한 것을 노인성 치매라고 한다.
　치매에 걸리면 정신병적 증세가 나타나고 기억력이 떨어지며 판단력이나 이해력이 나빠지고 심하게 자기 고집만 내세우고, 환각이나 망상 등이 나타나며 마침내 착란상태가 된다.
　치매의 원인에는 뇌출혈 후의 후유증에서부터 교통사고 등의 두부 외상 후의 후유증, 알코올이나 약물중독 등 매우 다양하다.
　그 중에서도 요즘 큰 사회적 문제로 대두되는 것은 알츠하이머노인성 치매증이다.
　알츠하이머란 20대부터 50대에 걸쳐 어느 날 갑자기 뇌세포가 홍수처럼 붕괴하기 시작하는 병이다. 자기자신을 몰라보거나 기억하지 못해서 집으로 돌아오는 길조차 못 찾게 되는 증상이 나타난다.

왜 이러한 증상이 나타나는지 그 원인에 대해서는 아직 명확한 해명이 되지 않고 있다. 따라서 치료법도 명확하지 않은 실정이다.

다만 간단하게 말하면 간뇌와 소뇌와의 연락구를 통과하는 신경세포가 도중에서 새어나가는 것이 원인이라고 생각하면 된다. 해부체의 그 자리에 전동용 특수섬유소를 통해 저주파를 보내면 그 뇌세포는 정상적인 사람처럼 작동한다.

그렇다면 무슨 원인으로 뇌세포에 이 같은 일이 생기는 것일까?

한 가지 요인만은 확실하다. 이 뇌세포와 신경세포에 다량의 칼슘이나 동물성 지방을 채우고 저주파를 보내면 알츠하이머와 같은 반응을

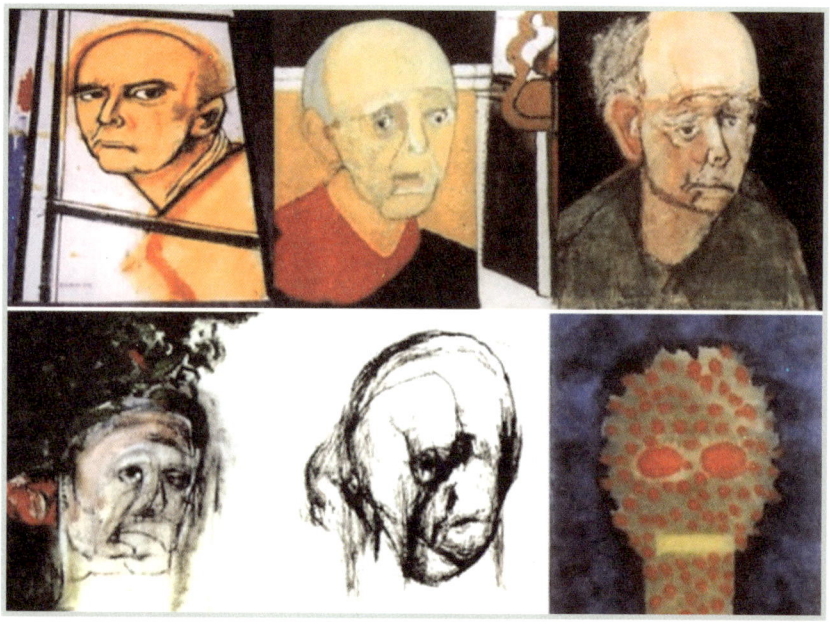

나타낸다.

　사실 알츠하이머는 약물로 인해 발병될 수 있다. '유비데카레논'이라는 강심제는 원래 부정맥 치료용으로 개발된 약이다. 교감신경의 β-수용기의 차단제로서 현재도 합성되어 시판되고 있다. 이 약은 제약회사에 따라서는 혈압강하제나 강심제로 사용되고 있다. 전문가들은 이것을 β-블로커 부교감신경항진제라고 부르고 있다.

　여기서 주의할 것은 이 유비데카레논 제제를 함유하는 혈압강하제나 강심제를 투여할 경우 의사는 칼슘제를 함유하는 음식물이나 건강식품의 섭취를 금하도록 환자에게 알려 주어야만 한다. 동시에 의사는 이 약을 투여할 때도 상당히 주의를 기울여야만 한다.

　그런데 안타깝게도 오히려 칼슘제를 병용해서 투여하는 경우가 있다. 환자에게 약을 투여할 때는 의약품 성분과 다른 약물과의 인과관계를 잘 조사해서 환자에게 알려야 될 것이다. 제약회사의 설명문만 읽고 다른 문헌은 전혀 보지 않는다면 환자에게 자세히 설명하지 못하게 되고, 그와 동시에 큰 잘못을 범하는 결과가 되어 버린다.

　또한 알츠하이머의 주요 원인은 영양의 잘못된 섭취이다.

　태아의 뇌세포는 일정 수준에 도달한 후에는 베타아밀로이드beta amyloid에 의해 성장과 발육이 억제되어 출산할 때까지 더 크지 않는 상태로 유지된다. 어머니의 뱃속에서 그 외 모든 기능을 만드는 데 전념한다.

　그리고 출산과 동시에 이제까지 억제되어 있었던 뇌는 베타아밀로이드가 급속히 뇌신경세포와 뇌신경섬유세포로 바꾸어진다.

　그러면 간뇌 뇌의 일부, 제3뇌실이라고 불리는 부분인데 시신경과 뇌하수체, 그리고 송과체가 있다. 인간은 대뇌의 발달에 의해 그 일부처럼 되어 있다는 매우 활발하게 반응하며 성장한다. 그리고 뇌의 성장은 신체의 발육과 동작을 촉진하게 된다.

그런데 치매에 걸리면 뇌신경세포에 베타아밀로이드가 심하게 증식해서 뇌신경세포를 망가뜨리게 된다. 그 뒤에 남는 뇌신경섬유세포는 그물 모양이 되어 뇌에 구멍이 생긴다. 이 상태를 치매라고 한다.

결국 잘못된 영양 섭취와 화학물질의 체내 흡수로 인해 유발되는 질병이다.

뇌 장애를 회복시키는 데 특효

뇌 장애를 가져오는 질병은 여러 가지가 있다.

외상성 후유증, 뇌출혈 후유증, 뇌종양, 뇌연화, 동맥경화, 혈전, 당뇨병에 의한 뇌출혈, 그 외에 간질발작, 중한 뇌 장애 등에 의해 보행, 언어, 실금대소변이 무의식중 배출되는 것, 정동실금情動失禁 : 잘 울거나 잘 웃음 등의 다양한 증상들이 나타난다.

어떤 증상이 나타나든지 모든 뇌 장애에는 야채수프와 현미차가 두드러진 효과를 발휘한다. 그 까닭은 야채수프 속에 뇌를 형성하고 회복하는 데 반드시 필요한 성분이 들어 있기 때문이다.

우선 간질발작이 있는 사람은 야채수프와 현미차를 하루에 0.6ℓ 이상, 3일 이상을 먹고 나서 병원 처방약을 서서히 줄여간다. 야채수프를 먹기 시작한 후 1개월쯤 되면 아무리 심한 간질 환자라도 약이 필요 없게 된다.

　7천명 이상의 간질환자 중 1개월 이상 야채수프를 먹은 사람 가운데 때때로 약을 먹는다는 사람은 불과 3~4명밖에 되지 않았다. 약은 계속해서 먹는 것이 아니므로 서서히 멀리해가야 한다.

　또 다른 뇌 장애에 의한 기능마비가 있는 사람은 하루에 야채수프 0.6ℓ와 현미차 0.6ℓ 이상을 먹는다. 3일 후부터는 약은 서서히 중단해 간다.

　근본적으로 뇌의 기능회복에 효과적인 약은 이 세상에 없다.

　고혈압 약은 서서히 중단해 가야 하는데 최소 3개월 정도를 목표로 한다. 혈압을 가정에서 측정할 때 시판되는 디지털식 혈압계를 사용한다면 최고 혈압부터 20, 최저혈압부터 10을 뺀 수치를 생각해야 한다.

　여기서 중요한 것은 뇌나 척수, 척추골절에 의한 기능장애, 하반신마비 등에 대해 어느 경우이든 그렇지만, 전기치료나 침, 그리고 자기磁氣에 의한 치료는 절대로 해서는 안 된다.

　다음에 중요한 것은 소용없는 약은 중단해야 한다. 몇 년을 먹어왔어도 좋아지지 않는 상태라면 이미 약이 아니라 오히려 그 약에 의해 마비된 기능이 있는 경우가 많다. 약이 오히려 치료에 방해가 될 뿐이다.

　뇌 장애로 4년간 기저귀를 찬 상태로 자리에 누워 있던 환자가 있었다. 말도 못하고 두 손은 구부러져 있었다. 그 환자에게 야채수프를 6개월 이상 먹이자 자리에서 일어나 혼자 걸었다. 계속 야채수프를 먹인 결과 1년 후에는 말도 할 수 있게 되었다. 아무도 이렇게 회복되리라고는 생각하지 못했다.

　뇌종양 환자의 경우, 야채수프를 먹을 때 반드시 주의해야 될 사항이 있다. 뇌종양 수술 후 관을 아직 빼지 않은 상태에서 야채수프와 현미차를 먹이면 관 속으로 뇌세포가 들어가게 된다. 그러므로 관을 빨리 빼지 않으면 나중에 빼는 데 시간도 걸리고 일시적으로 두통을 수반하기도 한다. 관을 뺀 후 6개월간 야채수프를 먹이면 예전의 뇌 정도까지 회복한다.

뇌 장애 환자가 기능을 회복하는 데 가장 중요한 점은 혼자 약간이라도 보행을 할 수 있게 되면 환자가 넘어진다 해도 스스로 일어나도록 해야 한다. 이때 손을 내어 주거나 다리를 붙들어 주는 것은 환자를 위한 배려가 아니다. 작은 동작부터 훈련했을 때 의외의 놀라운 회복을 가져온다. 다만 서두르지만 않으면 된다.

➡ **환자의 재활훈련 시 필요한 주의사항이다.**
　① 결코 동정하지 않는다. 넘어지더라도 옆에서 거들어 주지 않는다. 환자 스스로의 힘으로 일어나도록 한다.
　② 화를 내지 않는다.
　③ 날마다 세밀하게 관찰한다.
　④ 손에는 호두나 골프공 등을 쥐게 한다.
　⑤ 발가락이나 복사뼈, 무릎의 순으로 서서히 움직이도록 한다.
　⑥ 잘 때 외에는 누워 있지 말고 한 가지의 작은 동작일지라도 움직이게 해야 한다.

지주막하출혈, 뇌출혈의 경우에는 8시간 이내에 수술을 하면 후유증이 남는 확률은 매우 적다. 짧은 시간 내 처치가 가능한지 아닌지의 여부가 생사의 갈림길이 된다.

평소 조사해 두어야 할 점이 있다. 주변의 외과, 뇌신경외과, 정형외과 등의 병원 중에서 주·야간, 공휴일, 임시공휴일에 진료하는 곳은 어딘지, 그때마다 전문의가 상주해 있는지를 확인해 두어야 한다.

야채수프 외에 환자에 대한 배려심도 필요하다

오늘날 치매를 치료하는 약은 없다. 현재 치매는 인가받은 약물을 처방해도 더욱 진행할 뿐이며 결국 항정신성 약물을 투여하기에 이른다.

환자를 치료하는 데 정말 필요한 것은 환자의 마음과 상태를 진심으로 이해하는 것이다. 타인이나 약을 의지하는 것이 아니라 성심성의껏 환자를 위하고 보살피는 마음이 환자에게는 최상의 약이 된다.

동시에 야채수프를 하루에 최저 0.6ℓ 를 먹어야 한다. 수프 속에는 인간의 뇌세포의 생육에 필수 영양분인 인이 대량 포함되어 있다. 치매를 방지하고 동시에 기능을 회복하는 데 최고의 치료제이다.

치매를 회복하는 데 반드시 필요한 것은 환자의 추억을 되살려 주는 일이다. 환자가 과거를 기억해내도록 환자의 손이나 몸에 손을 얹고 하루에 몇 번 또는 몇 십번이고 대화해야 한다. 이렇게 과거의 세계를 기억하게 함으로써 의식이 현재로 옮겨 오게 해야 한다.

주의할 점은 결코 화를 내거나 폭력을 휘두르거나 치매에 걸렸다는 말을 입밖에 내서는 안 된다. 이 세 가지는 반드시 지키도록 한다.

산책을 하거나 세수나 손발을 씻으려고 할 때 환자가 거부하는 경우가 있다. 그럴 때는 환자가 항상 사용하는 팔과 보호자의 팔을 서로 춤출 때처럼 끼고 환자가 발을 내딛기 전에 이야기를 하면서 보호자의 다리를 환자 앞으로 내밀며 한 번 회전시켜 본다. 그러면 아무리 완고한 환자라도 순순히 따르게 될 것이다.

치매를 예방하려면 하루 3회 쌀밥과 균형적인 식단에 의한 규칙적인 식사와 걷기운동이 필요하다. 그리고 가능한 병원 처방약은 먹지 않는 것이다.

치매를 가중시키는 것들

■ 육류와 유제품

치매가 발생하는 데는 잘못된 식생활도 영향을 미친다.

동물성단백, 유제품 등을 지나치게 섭취하면 동물과 인체가 다르기 때문에 인체의 면역체계에 악영향을 주게 된다.

가축의 한 살은 인간의 약 다섯 살에 해당된다. 가축의 열 살은 인간에게는 쉰 살에 해당되고 가축의 이십세는 인간에게 백세인 셈이다.

현대 인간들은 육식을 과다 섭취하고 우유도 많이 마신다. 이 때문에 모르는 사이 체질이 동물에 가까워지고 있는 것이다.

오늘날 십대들에게서 흰머리나 고혈압, 당뇨병, 십이지장궤양, 위궤양 같은, 옛날에는 생각지도 못했던 노인병이 많이 발생되는 이유이다. 심장병에 걸리거나 뼈가 잘 부러지는 것도 하나의 예이다. 이러다가 20대에 들면 치매에 걸리는 건 아닌지 염려된다.

■ 화학합성물질

음식물에 들어간 각종 첨가물과 남용되는 약물이 치매의 원인으로 작용한다.

화학합성물질, 특히 화학합성에 의한 색소나 항생물질을 장기 투여 또는 다량 투여하면 베타아밀로이드는 매우 빠른 속도로 증식한다.

이 베타아밀로이드가 증가하면 치매의 원인이 된다.

많은 동물실험과 병상의 사람들을 관찰한 결과 약의 양과 기억의 변화에는 밀접한 상관관계가 있다는 사실은 이미 알려져 있다. 사망한 환자의 뇌를 조사해 보면 뇌혈관은 물론이고 뇌세포 속에까지 색소 등의 화학합성물질이 스며들어 있다. 이러한 물질이 뇌 기능을 차단하고 전달을 방해하는 구실을 하는 것이다.

알코올중독이나 약물중독 상태에서 손가락이 떨리는 상태를 수전증이라고 하는데, 의사는 이러한 증상을 날마다 관찰하고 주의 깊게 살핀다. 그런데 이런 증상이 생기는 원인이 바로 지나친 투약 때문이다. 그럼에도 불구하고 보다 많이 투약을 해서 결국 치매를 불러오고, 뇌 자체를 마비시켜 버리고 마는 것이다.

사망한 알츠하이머 환자의 뇌세포를 관찰해 보면 병명에 의해 사망

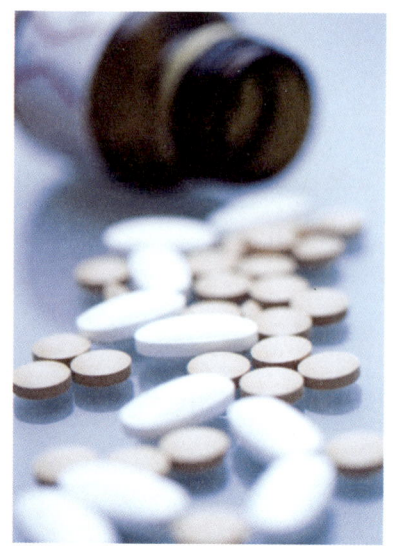
한 것은 얼마 되지 않는다. 실은 뇌 신경세포 등의 기능마비에 의해 사망하는 경우가 많고 이것은 치매 치료를 위해 투약한 약물 때문에 생긴 것이다.

치매와 기타 질병에 걸리더라도 뇌신경 마비를 예방하기 위해서는 약물 투여를 최소화해야 한다. 반드시 필요한 두 가지만 투여하는 것도 방법이다.

이렇게 약물에 의한 부작용이 크다는 사실을 알기 때문에 이미 구미 선진국에서는 질병 치료를 약물에만 의지하지는 않고 있다.

■ 냉난방 시설

냉난방 시설이 진보하면서 더불어 류머티즘과 치매 환자가 증가한 데는 상관관계가 있다.

생체는 온기에 매우 약하다. 음식물이 따뜻한 곳에서는 금방 부패해 버리는 것과 같은 원리이다. 머리뿐만 아니라 온몸을 하루에 2~3분간 영하 30℃~40℃ 정도까지 식혀 주면 노인성 치매나 류머티즘 환자는 발생하지 않을 것이다.

실제로 이러한 초저온요법이 류머티즘과 치매 환자에게서 큰 효과를 나타내고 있다. 그야말로 모든 이들의 머리를 식혀 줘야만 한다.

■ **금속류 장신구의 실체**

치매 환자는 최근 10여 년 사이에 무려 4~5배로 증가했고, 그 중에서도 여성환자가 남성환자의 약 2배에 달한다.

다테이시 클리닉에서는 140명의 환자들을 대상으로 과거부터 현재까지 환자의 병력과 가족구성 등을 조사했다. 그 결과, 환자들의 조상이나 형제자매 중에는 치매와 관련된 요인이 한 가지도 없었다. 즉, 유전적 요소가 전혀 없었던 것이다.

그럼에도 불구하고 치매가 걸린 것이다. 그렇다면 무엇이 원인인 건지 1년 동안 철저하게 추적한 결과 전혀 뜻밖의 사실을 알게 되었다. 그것은 아름답게 치장한 여성이 겉치레에 신경을 쓰면 쓸수록 그 뇌는 퇴화하여 비참한 생애를 마치게 된다는 점이다.

장식품을 몸에 지니는 사람과 지니지 않는 사람을 비교해 보았다. 반지와 귀걸이와 목걸이를 하고 있는 사람은 대개 다음과 같은 질병 또는 증상 중 한 가지는 갖고 있었다.

① 견비통이 있다.
② 청각 이상특히 저음을 들을 수가 없다, 귀울림, 난청이 있다.
③ 시작장애좌우 시력의 오차, 난시, 시야가 좁아진다 등이 생기며 젊은 사람들에게 백내장이 종종 발견된다.
④ 특히 10대부터 20대인 사람은

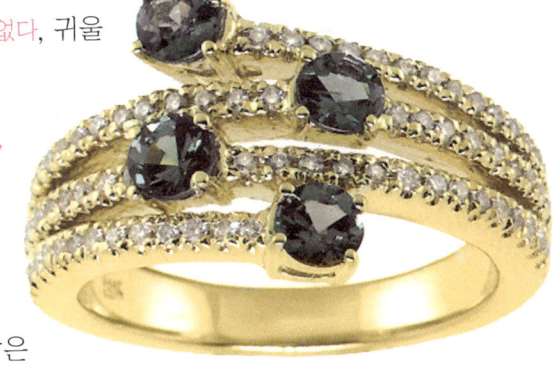

생리통이나 생리불순, 불면증, 요통을 포함하는 근종, 종양이 두드러진다. 유방암은 근래 수년간 특히 많아지고 있다.
⑤ 두뇌회전은 나쁘고 건망증이나 기억력이 감퇴했다.
⑥ 반사신경이 둔해지고 자제력을 잃어간다.
⑦ 항상 병치레가 잦고 변비가 있다.
⑧ 피부는 거칠어지고 신체에 탄력이 떨어진다.
⑨ 정서불안 증상이 나타난다.

모든 치매 환자들은 이상의 질병 중 한 가지를 앓고 있었다. 겉모습은 화려하지만 몸은 초라했던 것이다.

그리고 금속을 몸에 지니는 피해를 조사하기 위해 동물실험을 했을 때 다음과 같은 결과가 나타났다.

박쥐의 귀에 0.3캐럿의 금붙이를 달아 주자 날지 못했다. 박쥐는 혀에서 초음파를 내서 그 음파에 의해 거리를 측정하며 나는 동물이다.

쥐에게 금붙이를 달아 주자 한 방향으로만 돌았다. 뱀은 S자로 기어가지 못하고 막대기처럼 딱딱하게 되었다. 개나 고양이에게 귀걸이나 쇠붙이 목걸이를 달아 주자 얼마 지나지 않아 죽어 버렸다.

이처럼 자연의 동물은 놀랍도록 민감하게 반응했다. 그렇다면 금붙이를 몸에 지니면 왜 나쁜 것일까?

인체는 저주파의 전기를 일으켜 이 전류가 피부를 통과하고 신경을 통과하면서 뇌에서 보내는 명령을 신체 여러 곳으로 전달한다. 즉 피부는 신경전달에 있어서 중요한 구실을 하는 것이다.

그런데 금붙이를 몸에 지니면 이 중요한 회로가 차단되어 합선되고 방전돼 버린다.

　종양이나 암이 생겼을 때 뇌세포는 열심히 백혈구나 T세포에게 이상세포를 공격하도록 지시하는데 액세서리 때문에 명령이 제대로 전달되지 못해서 목 아래쪽으로는 치료를 위한 공격을 할 수 없게 된다. 그래서 유방암이나 자궁암, 각종 종양 등이 생기기 쉽다.

　암 환자의 수가 해마다 불어나는 이유도, 동시에 여성 치매환자가 증가하는 이유도 이 때문이다.

　인간의 뇌세포는 25세가 지나면 하루에 10만개씩 줄어간다고 한다. 액세서리를 몸에 지니고 있으면 뇌세포는 다시 3배의 속도로 줄어간다. 즉 하루에 30만개의 뇌세포가 없어지는 것이다. 이것이 치매증을 만드는 중요한 요인이다.

　그래도 꼭 치장하고 싶다면 좌우 중에서 한쪽에만 액세서리를 하도록 한다. 좋지 않은 영향을 절반으로 줄이는 방법이다.

　액세서리를 하는 여성 중에서 허리가 무겁거나 아랫배가 단단하거나 대하가 있거나 생리통이 심하고 항상 오래 지속되는 사람은 자궁근종이나 난소종양, 자궁암이나 종양 등도 주의해야 한다.

　참고로, 젊은 사람이 이런 증상이 있다면, 야채수프를 하루에 0.6ℓ 이상을 1년간 꾸준히 먹도록 한다. 그러면 종양이나 암은 걱정 없게 될 것이다.

제8장
내장 질환과 비뇨기 질환을 고치는 야채수프

🥕 당뇨병, 예방과 건강관리

　일반적으로 소변에 당이 많이 배출되는 것을 당뇨병이라고 한다. 그런데 이보다 더 무서운 것은 당이 외부로 배출되지 않고 내장 속에 고이는 경우이다. 의외로 이런 사람은 매우 많은데 소변으로 배출되는 당뇨와 달리 여간해서 표면화하지 않으므로 주의가 필요하다.
　원인은 불분명한데 컨디션이 좋지 않아 오랫동안 병원에 다니다가 갑자기 쓰러졌다거나 어지럽고 몸이 휘청거려 병원에 갔더니 당뇨병이라고 해서 당장 입원하여 인슐린 주사를 맞는 사람이 있다. 바로 내장 당뇨병이다.
　이런 일이 생기지 않도록 40세 이후에는 2~3년에 한 번씩은 꼭 혈액과 소변검사를 받아야 한다. 이것이 예방의학이다.
　혈당지수가 600~650mg/dl 정도인 사람은 복용하는 약보다 날마다 1만보씩 걷는 것이 중요하다. 식사 후에는 반드시 움직이는 습관을 몸에 익혀야 한다.

　날마다 야채수프 0.6ℓ 와 현미차 0.6ℓ 이상을 1년간 꾸준히 먹었을 때 87%의 당뇨 환자가 증상이 사라졌다고 했다. 직장인은 현미차를 회사로 갖고 다니면서 차 대신 먹고, 집에서는 아침과 저녁에 야채수프를 먹도록 한다.

　식사를 제한하거나 감미식甘味食, 알코올 등을 제한할 필요는 없다. 아침, 낮, 저녁에는 반드시 쌀밥을 먹고 어패류를 날마다 먹도록 한다. 우유나 유제품, 치즈, 버터, 육류는 제한한다. 육류 속의 혈액이 더 무서운 알레르기의 근원이 되기 때문이다. 어패류는 육류의 3~7배의 천연칼슘과 철분, 비타민B 등을 균형 있게 함유하면서 알레르기를 유발하지 않으므로 최고의 영양식이다.

　이 식사규칙을 지킬 수 없는 사람은 어떤 방법으로 건강관리를 하더

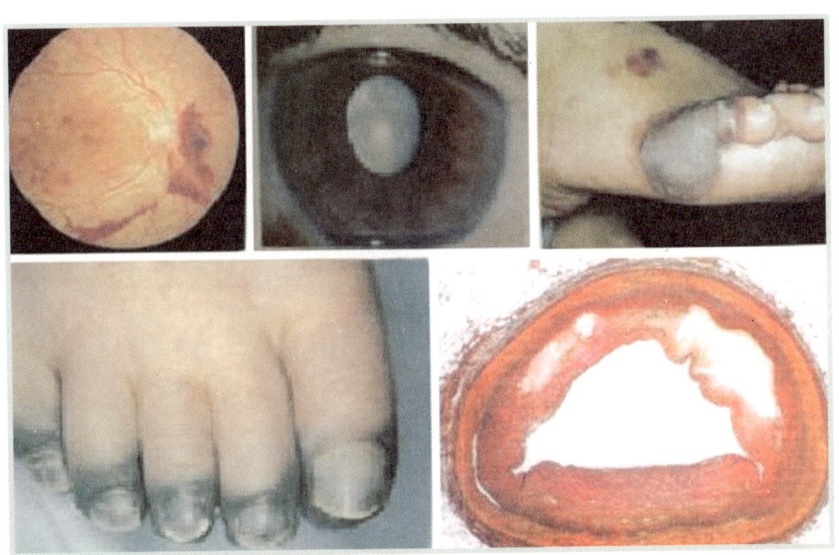

라도 질병에서 벗어날 수는 없다.

당뇨병 환자의 주의사항이다.

당뇨병 환자는 인슐린, 복용약 등 모든 처방약은 오전중에만 사용한다. 오후에는 약을 복용하지 않으면 저혈당을 일으켜서 상당히 컨디션이 나빠지는 사람만 소량 복용한다.

혈당치가 400 정도인 사람이라도 야채수프와 현미차를 10일 정도 복용하면 10명 중 6.3명 정도는 당이 배출되지 않고 건강이 회복되었다. 인슐린 주사를 맞고 있는 사람은 회복 정도를 정확하게 파악해서 저혈당에 주의해야 한다.

당뇨란 몸에 필요한 당이 체내에서 소화되지 못하고 밖으로 배출되는 것을 뜻한다. 그러므로 부족한 당분을 보급해 주지 않으면 안 된다. 단순히 칼로리를 계산해서 식사를 제한해 버리면 영양실조로 시력이 저하되거나 백내장 증세가 나타나는 것이다.

병원에서 일반인에게 건네주는 식이요법과 주의사항은 위험한 내용이 많다. 인간은 필요한 음식을 섭취해야만 사는 존재인데, 먹지도 않고 마시지도 않게 한다면 눈이 보이지 않게 되는 것은 당연하지 않겠는가.

당뇨병의 식이요법은 잘못된 생각이 상식으로 자리잡은 잘못된 사례이다.

■ 운동과 호르몬 분비

혈당 조절에는 운동이 가장 중요하다. 운동은 당뇨병에 관계되는 호르몬 분비를 촉진하기 때문이다. 호르몬은 심방성 나트륨 이뇨호르몬

ANP과 펩티드 뇌성이뇨호르몬BNP이다.

인공적으로 정제된 ANP는 인간의 것과는 다르게 아미노산이 배열된 부분이 있다. 이것을 쥐에게 투여하여 실험했을 때 혈압강하와 나트륨 배설 등의 약리작용 효과가 있음이 확인되었다.

한편 BNP는 신장기능이나 혈압을 조절한다. 신 페프치드를 구성하는 아미노산은 26개로 되어 있다. 돼지의 뇌에는 ANP보다 7~10배나 많다고 한다. 또 BNP가 혈관의 확장작용이 강하고 혈압을 내리는 효과도 크다고 한다. 그리고 ANP는 심장에 많이 들어 있는데 BNP는 뇌에 많이 들어 있는 것이 특색이다.

불안초조하거나 화를 내거나 깊이 생각하며 우울해지면 이와 같은 호르몬이나 β-카로틴 등의 분비가 불충분해져서 그 도움을 받을 수가 없게 된다. 그 결과 배설은 물론이고 이뇨, 혈압 조절, 인슐린에 의한 혈당치 조절도 불가능해진다. 이때가 가장 주의가 필요한 시점이다. 인체의 밸런스가 깨지기 때문이다. 당뇨병도 이렇게 해서 생기는 것이다.

더 많이 움직이고 더 많이 일하고 더 많이 운동해야 한다. 친구들과 어울려 이야기하고 춤추고 노래하며 웃고 즐기는 인생을 보내는 것이 중요하다. 인체는 움직여야만 가동한다. 안정, 포식, 게으름은 아무런 도움이 되지 않는다.

▶ 당뇨병을 예방하기 위한 세 가지 중요한 주의사항이다.
① 무리하지 않는다.
② 싫은 일을 하지 않는다.
③ 자연스럽게 움직인다.

소비 칼로리를 살펴보면, 조깅은 45분으로 1000kcal, 걷기운동은 3.3시간으로 1000kcal, 계단오르내리기는 2시간으로 1000kcal이다.

조깅이나 산책할 때 신발 밑부분이 2cm 이상의 쿠션이 있는 운동화를 이용하면 피로나 그 밖의 건강유지에 좋다.

신장병과 네프로제 증후군의 건강관리

신장병과 네프로제 증후군(혈액 속의 단백질이 오줌 속에 다량으로 배출되며 몸이 붓는 병)의 건강법은 야채수프와 현미차를 복용하는 것과는 다르다.

이 건강법은 1천명의 환자들의 동의를 얻어 7년간 임상실험한 결과 완성되었으며, 임상에서는 96%가 치료되었다.

이제 준비사항과 구체적인 방법을 소개하겠다.

먼저 이 방법을 사용할 때는 다른 치료법을 병행해서는 안 된다는 것을 명심해야 한다. 또 이 건강법의 실행기간도 꼭 지켜야 한다.

이 건강법의 음료를 먹으면 15분 후 효과가 나타난다. 소변이 나오는 상태나 색깔, 그리고 소변의 냄새 등이 한꺼번에 정상이 된다.

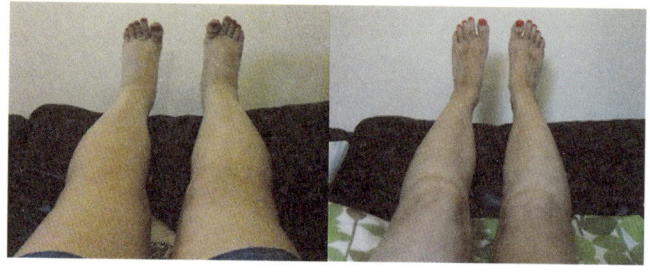

➤ 신장 기능을 회복시켜 주는 음료

[재료] _ 1인분

- 개다래 : 5g   • 감초 : 5g   • 물 : 720cc 4홉

개다래와 감초는 한 차례 먹는데 그 양이 모두 100g씩이다.

[만드는 법]

개다래 5g과 감초 5g을 720cc의 물에 넣어 끓인다. 끓으면 불을 약하게 하여 약 10분간 달인 다음 불을 끄고 자연히 식을 때까지 기다린다. 식은 후 달인 물을 하루에 3회로 나누어 먹는다.

[주의사항]

① 분량, 복용법을 반드시 엄수한다.
② 개다래는 여러 종류가 있는데 한의원이나 약재시장에 가면 좋은 것을 고를 수 있다. 가늘고 긴 것은 전혀 효과가 없고, 작고 둥근 공 모양으로 생긴 것이 좋다.
③ 이 음료를 복용하는 기간은 1~2개월이다. 만성일지라도 더 이상 계속해서 복용하면 안 된다. 급성신염 초기인 경우 1개월만 복용한다.

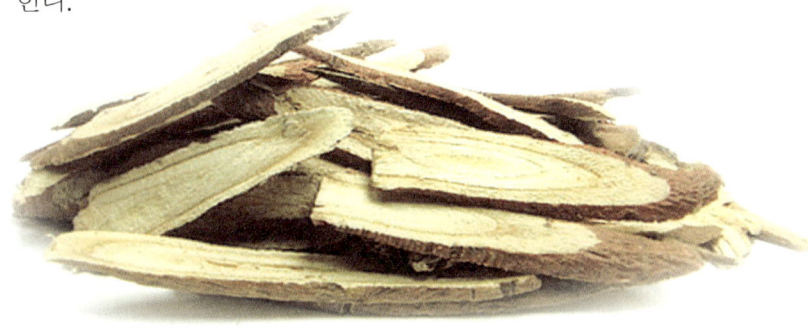

④ 음료를 달인 찌꺼기는 버리지 말고 다음날 다시 물 720cc를 부어 재탕해서 마신다.

⑤ 신장 건강법은 개다래 100g과 감초 100g이 한 차례 복용 양이다. 재탕까지 해서 복용하면 40일이 소요된다.

⑥ 40일 복용 후에는 소변과 혈액검사를 받는다. 틀림없이 신장 기능이 정상화되었을 것이다.

⑦ 신장투석을 받는 환자는 먼저 야채수프를 아침에 100cc, 저녁에 100cc씩 먹는 것부터 시작한다. 이렇게까지 증상이 진행된 경우 반드시 좋아진다고 단언할 수 없기 때문이다. 또한 신장병이라고 진단받은 환자는 현미차를 결코 마셔서는 안 된다.

⑧ 신장 건강법을 40일 동안 복용했으면 41일째부터는 아침, 낮, 저녁에 야채수프 180cc를 약 5개월간 먹도록 한다. 그 후에도 야채수프를 계속해서 먹으면 평생 건강을 유지할 수 있다.

⑨ 신장병은 물론이며 고혈압과 그 외 질병을 앓는 환자들은 모두 염분을 피해야 한다고들 말한다. 그런데 그보다는 식사 때는 맛있게 먹고 배설할 때 제대로 배설하면 된다.

예를 들어, 매실장아찌 1개를 먹은 경우 염분을 계산해서 5g의 해조류를 먹으면 해결된다. 녹미채나 미역을 5g씩 먹으면 뱃속에 들어간 염분은 모두 해조류에 흡수되어 배변으로 배출된다. 그러므로 전혀 걱정하지 않아도 된다.

당뇨병, 간장병, 췌장병, 신장병, 그 외에 어떠한 질병이 있을지라도 야채수프를 먹으면서 다른 식이요법을 할 필요는 없다.

🔸 신장결석, 담낭결석, 방광결석, 요로결석을 제거하는 요리

[재료]

- 양파 : 1/2소형~1/3개대형 • 미역이나 청각채 • 식초 : 약간 • 간장 : 약간

[만드는 법]

① 양파는 공 모양처럼 둥근 것이 좋다. 큰 것은 1/3개, 작은 것은 1/2개를 얇게 썬다.
② 자른 양파에 간장과 식초를 1/2씩 넣어 간을 맞춘다. 이때 잘게 썬 양파는 절대 물에 씻지 않는다.
③ ②와 함께 미역이나 청각채 등을 곁들여 먹는다.
④ 야채수프는 하루에 0.6ℓ씩 먹는다.

이렇게 20~30일 계속해서 먹으면 결석이 자연히 녹아 버린다. 배뇨 시 통증이 있다면 배뇨를 참고 40℃ 정도의 목욕물이나 세숫물을 준비해서 환부를 따뜻하게 해 준다.

통증이 수월해질 것이다. 또 참았다가 한꺼번에 배뇨하는 것도 한 방법이다.

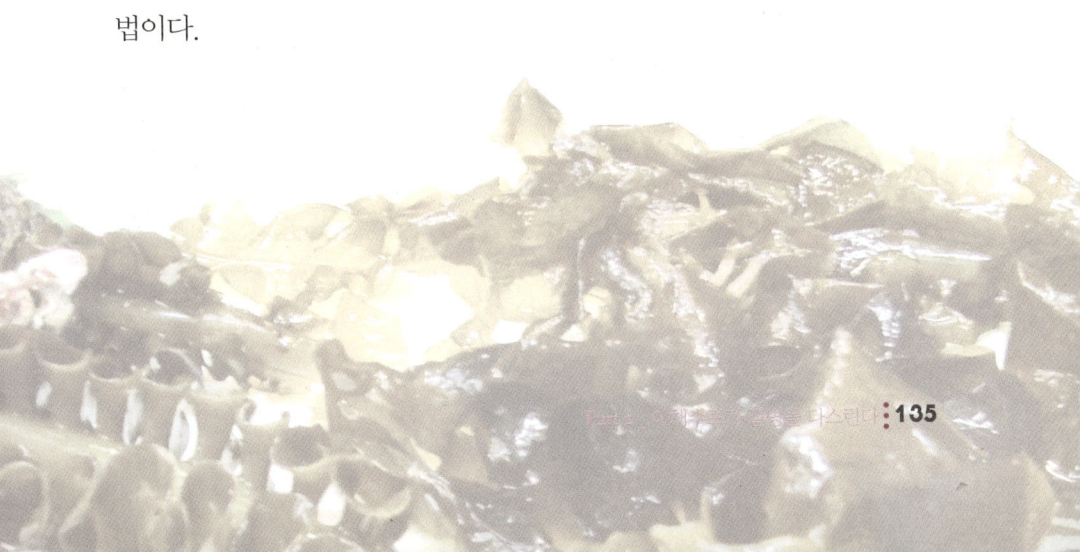

➜ 결석에 좋은 음료 _ 1

[재료]
- 쇠뜨기풀 : 10g
- 물 : 400cc

[만드는 법]

① 주전자에 물 400cc를 넣고 끓인다.

② 물이 끓으면 물에 쇠뜨기풀 10g을 넣고 곧 불을 끈다.

③ 자연스레 식혀서 하루에 여러 차례에 나누어 마신다.

➜ 결석에 좋은 음료 _ 2

[재료]
- 청각채 약간
- 물 : 550cc 약 3홉

[만드는 법]

① 물 550cc에 청각채를 넣어 불린다.

② 잘 풀어졌으면 약한 불에 올려 천천히 저어 가면서 풀 모양이 될 때까지 달여서 그 물을 먹는다

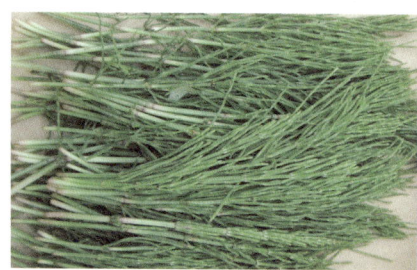

쇠뜨기풀

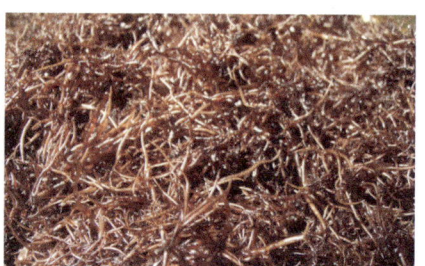

청각채

🌱 담석 통증을 멈추게 하는 음료

옛날부터 전해지는 민간요법으로서 실험결과 90%가 좋은 효과를 보였다.

[재료]

- 등나무 잎과 줄기 : 8g   • 담쟁이덩굴 : 4g   • 물 720cc약 4홉

[만드는 법]

① 재료를 1/2이 될 때까지 달인다.
② 달인 물을 따뜻할 때 마신다.

🍆 당뇨병과 고혈압 등에 좋은 담쟁이덩굴차

쉽게 어디서나 볼 수 있는 담쟁이덩굴은 당뇨병과 고혈압 개선에 효과가 있다. 담장을 타고 뻗어가는 끈질긴 성질을 갖고 있는 이 덩굴은 동양뿐만 아니라 서양에서도 일찍부터 널리 민간약재로 이용되어 왔다. 중국에선 덩굴의 잎을 따서 삶은 다음 기름에 볶아 먹기도 한다.

담쟁이덩굴에는 무기물질인 초산칼륨과 유기물질인 우르소산이 많이 들어 있는데 이것들은 모두 신장을 자극하여 이뇨작용을 촉진한다. 수분 대사가 좋아지면 나른하고 피로한 증상이 개선되며 혈당과 혈압이 정상 상태가 된다.

잎과 줄기는 향긋한 향이 있는데 이것은 피톤치드 성분인 피넨, 캄

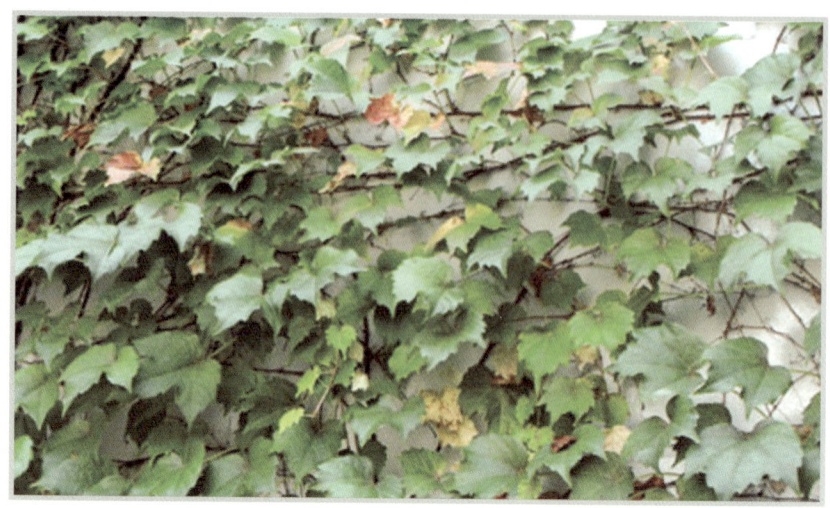

펜, 리모넨이라는 성분으로 정신안정과 혈당을 내리는 작용을 한다.

또한 담쟁이덩굴은 설사나 변비에 모두 효과가 있다. 타닌 성분이 설사를 멈추게 하는데, 끓이면 물에 녹아 나온다. 그런데 물이 식으면 타닌이 아래로 가라앉기 때문에 웃물에는 타닌이 전혀 없다. 반면 변비에 효과적인 성분도 들어 있다. 설사할 때는 따뜻하게 마시고 변비일 때는 식혀서 먹으면 된다.

설사와 변비를 반복하는 사람은 이 복용법을 잘 지켜서 마시면 두 가지 효과를 얻을 수 있다. 증상이 심할 때는 하루 1ℓ 정도를 먹어도 된다. 밤중에 놀라서 우는 아이에게는 이 차를 한 숟가락 먹인다.

이 식물은 4~5월경, 키가 15~30㎝ 정도가 되면 담청색 꽃을 피우며 꽃이 질 무렵이면 그때까지 직립되어 있던 줄기를 땅바닥으로 펴서 덩굴이 되어 뻗어간다.

이때가 채취하는 데 가장 알맞은 때다. 덩굴이 뻗기 시작할 무렵에는 다량으로 채취할 수 있기 때문이다. 차로 만들 때는 잎과 줄기를 사용하므로 줄기부터 끊으면 된다. 줄기가 딱딱한 뒤에 채취해도 관계는 없다. 채취할 때는 잘 털어서 다발을 만들거나 엮어서 햇빛에 하루를 말린다.

그 뒤부터는 통풍이 좋은 그늘에서 바삭바삭해질 때까지 말린다. 1주일 정도면 향기 나는 녹색으로 건조, 완성될 것이다.

이것을 1~2cm 길이로 썰어서 기름 성분이 들어가지 않도록 밀봉해서 습하지 않은 곳에 보관한다.

[재료]
- 건조 담쟁이덩굴 : 15g
- 물 : 400~600㎖

[만드는 법]
① 재료를 물에 넣고 끓인다.
② 끓고 나면 불을 줄여서 약한 불에 약 5~10분 가량 올려놓는다.
③ 하루 복용량이므로 따뜻할 때 마신다. 만약 다량 복용하면 배뇨가 탈날 수 있으므로 적당히 조절한다.

제9장
관절염과 각종 통증 잡는 야채수프

🥔 무릎관절염, 구조와 건강관리

무릎관절염이란 인체의 총 중량을 지탱하고 있는 경골脛骨 : 정강이뼈의 가장자리가 닳아서 그 틈새로 근육이나 가는 신경이 파고들어 염증을 일으켜 통증을 가져오는 병이다.

경골은 한 번 상처가 나면 골격 자체를 본래대로 재생 및 복원하는 것은 불가능하다. 현재 일시적인 약물치료나 이화학요법으로 치료하고 있다. 따라서 인공뼈를 넣는 수술이나 환자의 약점을 이용하는 여러 가지 의료품이 시중에 나돌고 있는 것이다. 이러한 치료가 오히려 환자를 괴롭게 하기도 한다.

인간의 뼈는 인과 칼슘, 비타민D, 그리고 자연에서 얻는 철분과 미네랄, 그리고 석회 등에 의해 만들어진다. 야채수프를 먹으면 체세포를 포함하여 인체의 뼈를 만들고 있는 경단백질, 즉 콜라겐 작용이 활발해진다. 나이가 들수록 콜라겐의 작용이 떨어지는데 사람에 따라서는 아예 머물러 버려 가동하지 않는 사람도 있다.

이런 상태에서 콜라겐이 작용하도록 해서 마침내는 세 배로 발육하도록 만드는 것이 바로 야채수프의 힘이다.

야채수프를 분석하면 약 8종의 물질이 나오는데 그것이 체내에 들어가서 활동하기 시작하면 놀라울 만큼 세포가 활발하게 움직인다.

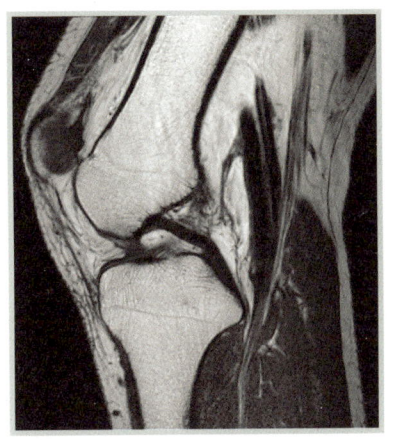

이제까지 효과적인 의약품이라 해도 그 효과는 일시적일 뿐이었는데, 야채수프는 전혀 움직이지 않았던 인체의 기능을 활발하게 만들어 주는 것이다. 이렇게 전체적으로 기능을 회복시키고 동시에 뼈를 만드는 데 크게 활약한다.

경험하지 못한 사람은 야채수프를 비과학적이라고 말할 수도 있다. 하지만 아무리 과학이 발달했다고 해도 뼈를 만들거나 체세포의 증식 및 재생 능력을 배가시키지는 못한다.

무릎관절염이나 골다공증 등은 의약품으로는 결코 고쳐지지 않는다. 야채수프와 현미차를 의화학약품과 병용하면 효용을 상실하므로 먹지 않도록 조심한다.

➜ 류머티즘을 완화시키는 음료

현대의학으로 고치기 힘든 질병 중 하나인 류머티즘을 완화, 개선시키는 건강법이다.

[재료]
- 쇠뜨기풀 : 10g
- 물 : 720cc 4홉

[만드는 법]
① 주전자에 물을 넣고 끓인다.
② 끓인 물에 쇠뜨기풀 10g을 넣고 곧 불을 끈다. 그대로 식힌다.
③ ②를 하루에 3회씩 나누어 마신다.

➡ 류머티즘을 완화시키는 습포

[재료]
- 쇠뜨기풀 : 10g
- 물 : 약간

[만드는 법]
① 쇠뜨기풀을 손수건이나 천으로 적당한 두께로 싼다.
② 물을 듬뿍 적셔 찜통에서 약 2분간 삶는다.

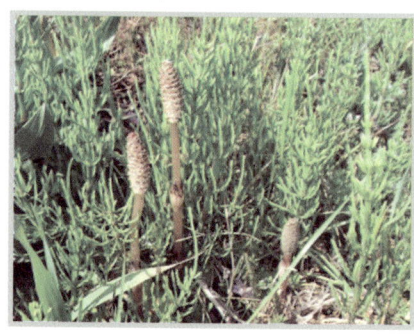
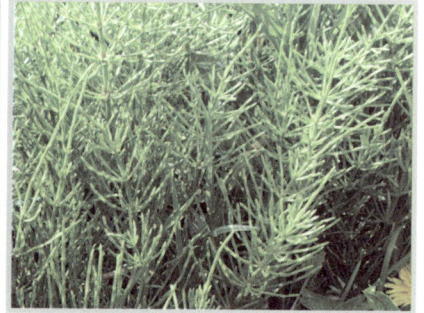

③ 환부에 습포하면 통증이 완화된다.
④ 온몸에 통증이 있는 경우에는 저녁 때 두 발바닥을 습포하고 잠자리에 들면 상쾌하게 아침을 맞이할 수가 있다.

▶ 각종 현대병을 완화시키는 음료

류머티즘을 비롯해서 신경질환, 냉증, 통증, 고혈압, 불면증, 뇌졸중 등 현대병 개선에 도움이 되는 건강법이다. 몽골에서 유래된 식이요법으로써 중국에서 예부터 널리 애용되어 왔다.

[재료]

- 양조식초쌀식초나 과실식초 : 180㎖
- 검정깨 : 4큰술30g
- 붉은 고추 : 통째로 3개

[만드는 법]

① 검정깨는 잘 씻어서 볶고, 고추도 물에 씻는다.
② 주둥이가 큰 병에 ①을 넣는다.
③ ②에 식초를 붓는다. 잘 저은 다음 뚜껑을 막고 어둡고 시원한 곳에 보관한다.
④ 다음날 꺼내서 병 주위에 붙어 있는 깨를 젓가락으로 긁어 넣고 다시 밀봉한 다음 1주일간 보관한다.

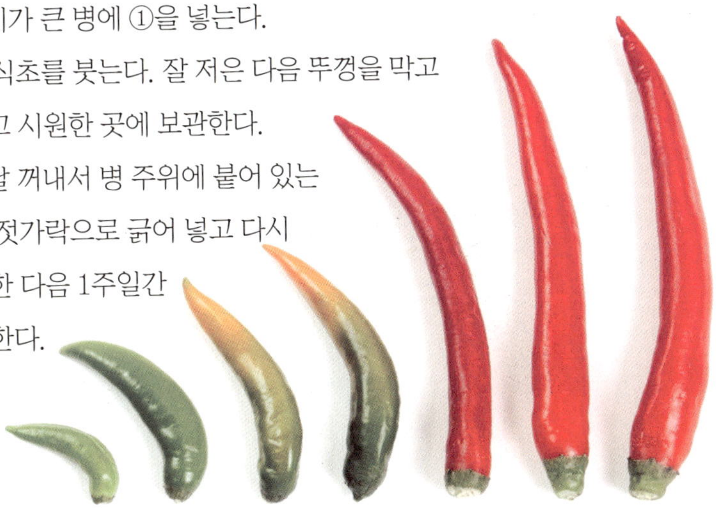

⑤ 1주일 뒤, 식사 직후에 1작은술씩 먹는다.
⑥ 복용량을 반드시 지킨다. 최대 1개월 분량씩만 만든다.

🥬 여성의 속옷, 거들의 위험성

아름답고 날씬하고 싶은 것은 모든 여성들의 공통된 마음이다. 그런데 아름답게 보이려고 치장을 하거나 허리에서부터 엉덩이까지를 조여 주면 허리의 신경탑을 압박하게 된다.

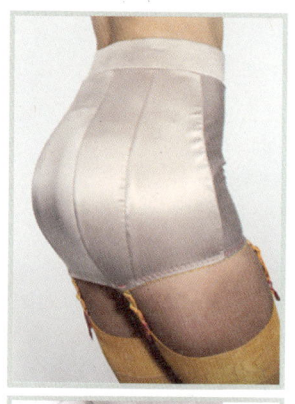

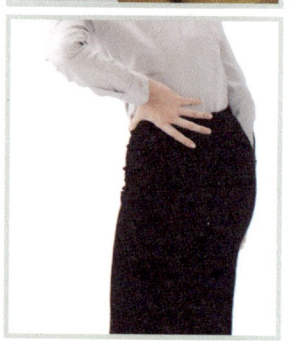

인간에게 있어 가장 중요한 것은 무릎관절 안쪽에 있는, 근육을 움직이는 신경탑이다. 그런데 신경탑을 압박하면 이 신경이 죽어 버려서 움직일 수 없게 되므로 무릎관절부의 뼈만으로 몸을 지탱해야만 한다. 이 때문에 무릎 뼈가 빨리 닳게 되고 따라서 무릎관절염을 일으킨다.

동시에 대퇴부 안쪽에 있는 신경을 압박하므로 방광에 크게 영향을 주어 혈액순환이 악화되고 방광염의 원인이 되기도 한다. 또한 성적 불감증도 가져오게 된다.

무릎관절염 환자의 90%는 여성이다. 남성은 거들을 입지 않기 때문이다. 진정한 인간의 아름다움은 무엇인지 깊이 생각해야 한다. 인간의 참다운 아름다움은 그 사람이 갖는 개성과 마음, 그리고 건강이 아닐까.

🥬 요통 치료 운동

요통은 인체에 특히 많은 질병 중 하나이다. 요통이 많은 이유는, 장이 길고, 배와 등허리의 근육이 균형이 맞지 않아서이다. 모든 요통 환자에게 보이는 공통점이다.

여성은 특히 변비가 원인이 되어 장이 굵어져서 등뼈의 안쪽에 있는 신경을 압박해서 요통이 일어나는 경우도 많다.

체중을 지탱하고 있는 뼈와 근육을 우선 튼튼하게 해야만 한다. 특히 근육은 가장 중요하다.

인체를 지탱하고 있는 것은 뼈가 아니라 근筋이다. 근육의 강약과 균형이 맞지 않으면 뼈만 체중을 지탱하므로 뼈의 연한 부분이 구부러지거나 튀어 나와 근육통, 요통, 신경통 등이 나타난다.

소개하는 운동 치료법은 하루에 2회씩 반드시 한다. 특히 목욕 후 근육이 이완된 상태에서 하면 가장 바람직하다.

▶ 복근운동

그림1의 ABC순으로 천천히 몸을 일으킨다.

C의 자세에서 A의 자세로 천천히 되돌아온다. 이때 팔은 가슴 위에서 깍지를 낀다.

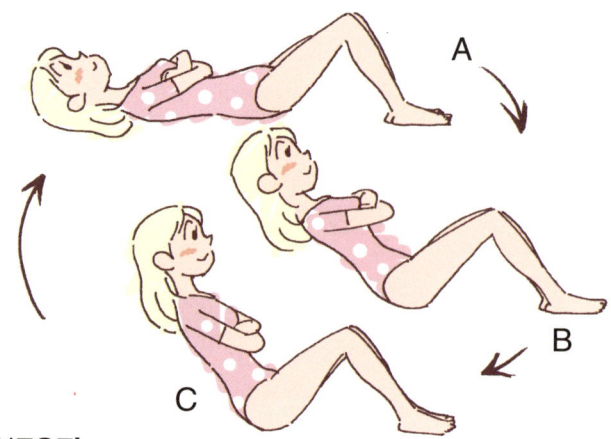

[그림1 : 복근운동]

▶ 배근운동

복근운동같이 천천히 일어나고 천천히 눕는다.

이때 팔은 등허리로 돌려 손목을 한쪽 손으로 꽉 쥐도록 한다. 이 경우 누군가가 다리를 눌러 주면 더욱 효과적이다.

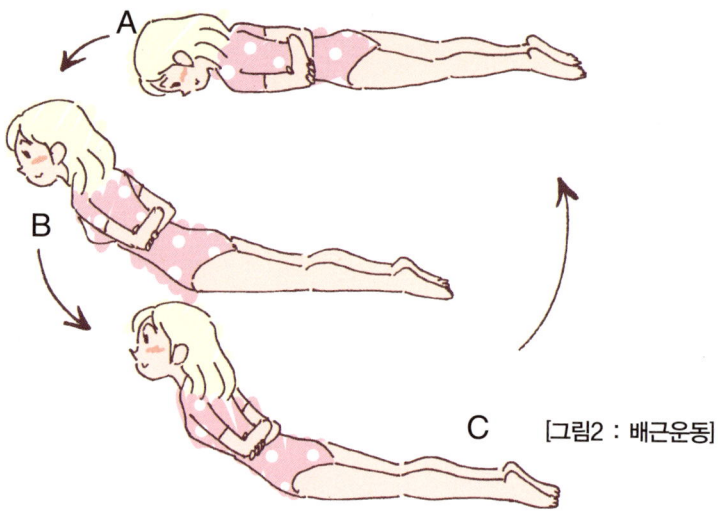

[그림2 : 배근운동]

🥬 오십견 치료 운동

오십견이 있는 사람은 야채수프를 먹으면서 운동치료를 병행한다.

적당한 자루에 모래를 1.5~2kg 정도 넣어 모래주머니를 준비한다. 모래주머니가 너무 가벼워서는 안 된다.

그림처럼 자세를 취하고 모래주머니를 전후좌우로 시계추처럼 흔든다. 좌우의 팔을 번갈아 사용해야 한다. 이렇게 하면 통증도 빨리 낫게 되고 예방도 된다.

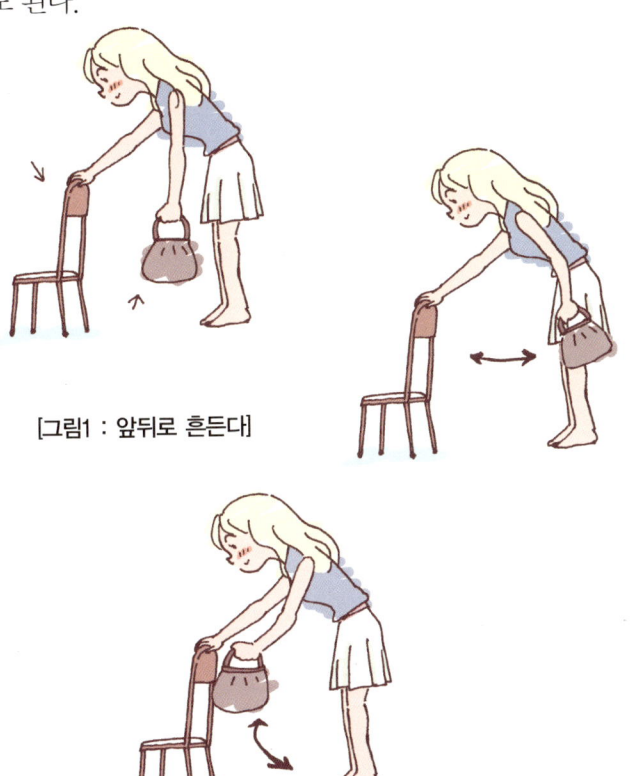

[그림1 : 앞뒤로 흔든다]

[그림1 : 좌우로 흔든다]

제10장
피부와 기관지의 트러블을 잡는 야채수프

🥬 아토피성 피부염과 신장 기능과의 관련성

　아토피성 피부염에는 체질성, 습진성 질환 등 많은 별명이 붙어 있다. 현대의학으로는 전혀 손쓸 수 없는 질병 중 하나이다.

　치료는 스테로이드, 호르몬제를 투여하는 대중요법과 식사요법을 사용한다. 하지만 안타깝게도 오늘날의 치료법으로는 부작용이 따르고 완전 치유가 어렵다.

　그 이유는 아토피성 피부염은 단순한 피부병과 달리 인체 내 면역계의 문제이기 때문이다. 체세포와 콜라겐이 전혀 다른 상태로 되어 있는 것이다. 즉 체세포 자체가 정상적인 체세포와 달리 독자적인 재생 능력이 떨어진다.

　이 경우 피부는 피하조직이 울퉁불퉁하기 때문에 혈액 순환도 나빠진다. 그리고 신진대사가 원활하지 않아 그 자리에 작은 종양이 생기기 시작한다. 이 종양은 1/1,000mm부터 큰 것은 1cm에 이른다. 이것은 일종의 피부암이라고 보아야 한다. 이 경우 대개의 환자들이 내장 이곳저곳에 종양 모양의 증상을 가지고 있다.

이런 환자가 병원에 오면 의사는 우선 체질 개선을 해야 한다고 말한다. 체질 개선을 위해 1년간 주사와 투약을 계속해도 나아지지는 않는다. 환자들은 포기하고 다시 다른 의사를 찾아가지만 똑같은 말을 듣게 된다.

체질 개선약으로 이 병이 완치된 적은 없다. 그렇다면 어떻게 하면 고칠 수가 있을까?

먼저 주의할 점이 있다. 이것만은 절대로 엄수해야만 한다.

우선 우유, 유제품, 육류는 금지 식품이다. 주스, 드링크제, 청량음료수, 칼슘약제, 건강보조식품류, 비타민제 등도 섭취 금지이다.

이걸 지킬 수 없다면 평생 아토피와 알레르기와 함께 살아야 한다. 뿐만 아니라 암에 걸릴 우려도 있다.

알레르기나 아토피성 피부염으로 사망한 사람의 신장에는 공통점이 있다. 신장병으로 사망한 것도 아닌데, 칼슘이나 합성물질에 의해 신장 기능이 망가져 있다는 점이다.

아토피성 피부염 환자의 99%가 비타민B_2의 결핍을 보인다. 그러므로 소개하는 건강법을 서두르지 말고 실행해 가도록 한다.

최초 1주일은 하루에 야채수프를 10cc씩 먹는다.

한 번에 너무 많이 먹으면 온몸이 불에 데인 것처럼 피부가 벌겋게 붓고 아프며 가려움이 심해져서 3일째는 피부가 갈라져 피가 나오거나 고열이 나게 된다.

그러므로 서서히 체세포가 정상화되도록 해야 하고, 동시에 피부나

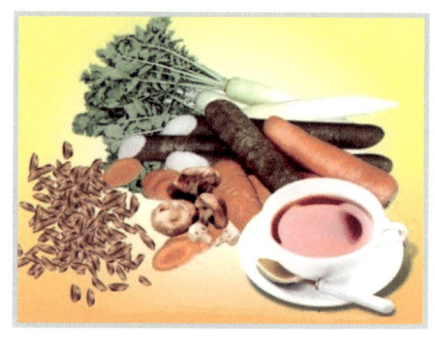

손톱, 발톱, 모발에 이르기까지 신체의 골격도 서서히 튼튼하게 만들어가야 한다. 따라서 모든 것을 느긋하게 실행하는 것이 중요하다.

1주일 후에 특히 피부에 변화가 생기지 않는다면 야채수프의 양을 20cc로 늘려서 먹고 그래도 변화가 적다면 서서히 양을 늘려가면서 먹는다.

반대로 피부 상태가 더 나빠진다면 야채수프의 양을 줄이거나 2~3일간 먹는 것을 중지했다가 다시 먹는다.

이 건강법으로 치료되기까지는 심하지 않은 경우 약 1개월부터 중증인 경우 1년 이상 소요된다. 야채수프를 먹는 동안에는 스테로이드 계통의 약이나 한방약 등은 반드시 중지한다.

🥕 아토피성 피부염 환자의 식이요법

아토피성 피부염이 있는 사람은 비타민B_2가 결핍되는 경우가 많고 구내염이 생긴다. 이때는 1주일 동안만 비타민B_2정을 한 알씩 먹는다. 그리고 야채수프는 하루에 30cc부터 서서히 그 양을 늘려 먹는다.

거듭 말하지만 우유나 유제품, 육류, 육류가 든 수프 등은 절대로 섭취하지 않는다. 어패류나 계란, 야채, 쌀밥을 먹는다.

이상의 주의사항은 모든 증상에 해당한다.

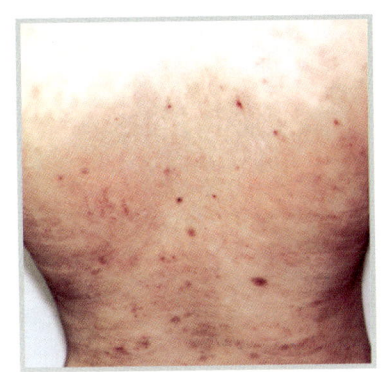

이 지시대로 실행하면 체세포의 재생능력이 좋아져서 젊고 정상적인 체세포가 생겨나고 동시에 피부나 모발, 그리고 손톱에서부터 뼈까지 모든 것이 튼튼하고 싱싱해진다.

참고로 주로 아이들에게서 두드러기 피부염이 생기면 등허리에 둥글게 증상이 나타난다. 병원에 가면 의사는 아토피성이라고 말한다. 이 피부염은 여간해서 낫지 않고 약을 먹고 바르면 일시적으로 좋아졌다가 곧 재발해서 완치되지를 않는다.

이런 경우 우유를 1주일 동안 섭취하지 않으면 거뜬히 낫게 된다. 동물성 지방과 칼슘의 부작용이다.

➡ 아토피성 피부염에 좋은 어성초

아토피성 피부염은 물론 협심증과 추정맥에 뛰어난 효과를 나타내는 것이 어성초이다. 어성초는 이름은 생소하지만 우리나라 산야의 습지에서 쉽게 발견되는 약초다. 어성초는 여러 가지 약효가 있는데 특히 소염·배농 작용이 강하고 해독작용이 강하다. 따라서 각종 피부병이나 혈관 질환을 개선해 준다.

[재료] _ 1인분
- 어성초 생잎 : 50~100g
- 물 : 1ℓ

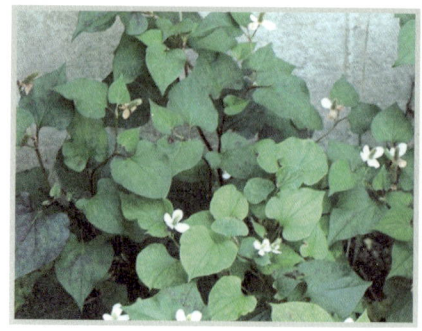 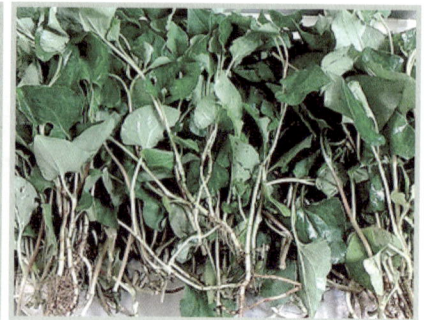

[만드는 법]

① 신선한 어성초의 잎과 줄기를 채취하여 물로 잘 씻는다.
② 이것을 1㎝ 길이로 썬다. 어성초는 비린내가 강한 특성이 있다.
③ 약탕기에 1ℓ의 물을 넣고 자른 어성초도 넣는다.
④ 강한 불로 끓인다. 끓으면 불을 약하게 하여 물이 1/330~40㎖로 줄어들 때까지 달인다. 30~40분 정도 소요된다.
⑤ 달인 물을 하루 3회로 나누어 마신다. 마실 때는 꼭 따듯하게 마신다.

복용량을 엄수하고, 계속 꾸준히 마시는 것이 중요하다.

기저귀 부작용과 욕창

갓난아이와 병석의 환자들에 이르기까지 기저귀를 갈 때 가장 주의할 일은 피부에 상처를 입히지 말아야 한다는 점이다. 젖은 천으로 박박 문지르면 피부는 부스러지고 표피에 상처가 생긴다.

그곳에 세균이 들어가서 생각지도 않은 질병을 일으킨다. 기저귀를 갈아주고 더러움을 닦아낼 때는 화장지에 식용유를 묻혀서 더럽혀진 곳을 닦아내면 환자도 편하다.

인체의 피부에서 지방을 닦아내면 지방이 다시 스며나와 피부를 보호하기까지 약 2시간 30분 정도 소요된다. 이때가 가장 감염되기 쉬운 때이다.

식용유에는 뼈를 만드는 데 가장 필요한 비타민D가 많이 들어 있다. 그리고 비타민B도 들어 있다.

식용유에서 피부가 흡수한 비타민은 혈행을 촉진하여 기저귀 때문에 피부가 상하는 것을 막아 준다.

즉, 더러움을 닦아내기도 쉽고 감염도 예방된다. 그래서 식용유로 닦아주는 것이 환자를 위한 좋은 방법인 것이다.

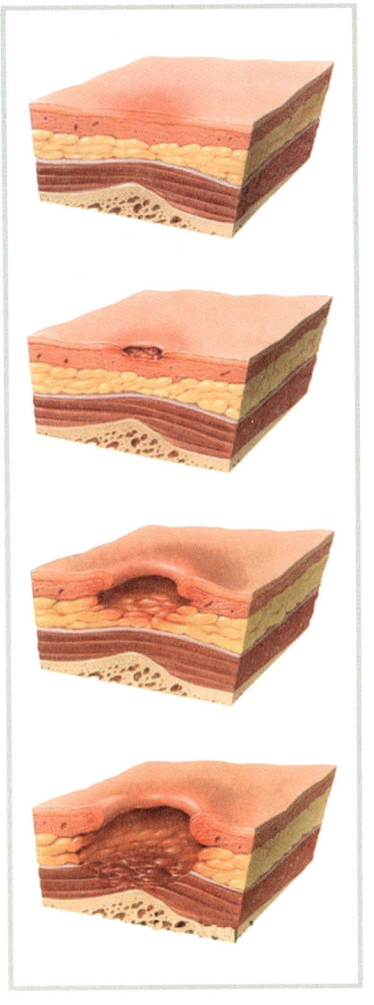

욕창 또한 기저귀를 갈아줄 때 흔히 생긴다. 다른 국가에서는 환자에게 욕창이 생긴 경우 그 책임은 간호사나 의사 등의 잘못으로 여긴다. 당연히 병원은 환자에게 욕창 치료비를 청구할 수 없다. 욕창은 치료 중 발생된 병인 것이다.

천식을 치료하는 건강법

천식은 집안의 진드기나 꽃가루, 먼지, 연기 등이 호흡할 때 체내로 들어갔을 때 기관지의 알레르기 염증 반응으로 발생하는 알레르기 질환이다.

현대의학으로는 고치기 매우 어려운 병 중 하나라고 말한다. 단 한순간도 호흡하지 않고 살 수 없는 인간으로서는 참 난감한 일이다. 호흡할 때마다 알레르기가 나타난다면 불행한 일이지 않겠는가.

기관이나 기관지에 얇은 점막이 물결모양으로 되어 있거나 홈이 파져 있거나 또는 보통의 질병 해부체와는 전혀 다른 땀띠 같은 잡티가 나기도 하는 등 천식은 매우 다양한 양상을 보인다.

천식 환자의 폐포에 축적되어 있던 액체를 조사해 보면 기관에 있는 액체와 똑같다는 것을 알 수 있다. 이러한 사실로 보아 기관과 폐와 기침은 관련성이 있다는 것을 인정하여 발작이 일어나는 배경을 설명하고자 한다.

필자는 한 천식환자와 의사의 협력을 받고 기관과 폐를 조사해 보았다. 환자는 야간 취침 중일 때나 낮잠을 잘 때도 항상 옆으로 누워 몸을 쉬고 있는 동안에 틀림없이 기관에 가래가 땀처럼 나와 있었다. 즉 환자의 자세 때문에 기관이나 기관지에 가래가 생긴 것인데 이것이 몸 밖으로 나오지 못하고 몸을 일으켰을 때 그 가래가 폐 속으로 흘러 들어간다. 이것을 배출시키기 위해서 기침을 하게 되고, 발작이 생긴다는 것을 알게 되었다.

그래서 밤이든 낮이든 일어날 때는 항상 고양이 자세로 일어나도록 지도했다. 그러자 90% 이상 완쾌되는 것을 목격했다.

이 자세를 취함으로써 기관의 고인 담이 폐 속으로 흘러가는 것을 막고 천식뿐만 아니라 폐암의 경우에도 마찬가지 효과를 가져온다. 이 운동요법을 날마다 실행한다.

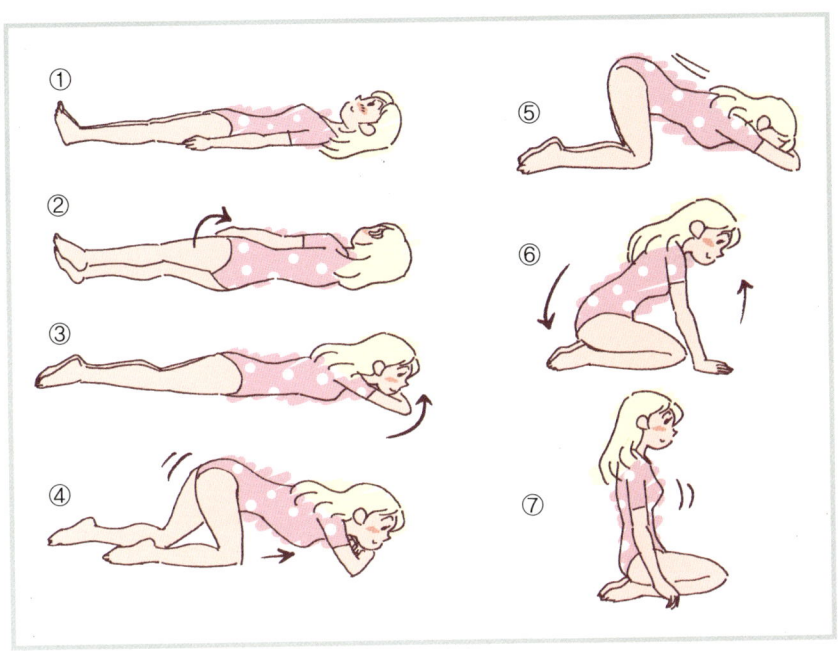

① 두 손과 두 다리를 똑바로 펴고 반듯하게 눕는다.
② 그 자세에서 몸을 옆으로 돌려 엎드린다.
③ 손을 얼굴 옆으로 가지고 가서 턱 아래에서 둔 손을 붙여 손 위에 턱을 올린다.
④ 그 자세에서 한쪽 무릎을 허리까지 끌어당기고 다른 쪽 무릎도 이와 같이 끌어당겨 엉덩이를 올리는 자세를 만든다.

⑤ 이때 가슴이 바닥에 닿도록 등허리를 위로 치켜 올린다.
⑥ 엉덩이를 발 위에 올리고 상반신을 발쪽으로 끌어당기면서 상체를 일으킨다.
⑦ 무릎을 꿇는 자세가 된다.

그림과 같이 천식 환자는 잠들었을 때 기관에 고인 가래가 폐 속으로 들어가게 되면 그것을 뱉어내기 위해 기침을 하게 된다. 이것이 천식 발작이 된다. 이것이 폐로 들어가지 않도록 하려면 고양이자세 그림④와 ⑤ 참조를 한 채 크게 3회 심호흡을 한다.

우선 아침에 일어날 때 이불 속에서 머리를 바닥에 댄 채 엎드려서 무릎을 세운다. 그 다음, 턱에 손을 놓고 가슴을 이불 위에 닿을 정도로 등허리를 들어 올리고 호흡한다. 그 다음 냉수를 한모금 천천히 마시도록 한다.

아이인 경우에는 아이가 일어나려고 하면 일어나기 전에 다리를 잡고 거꾸로 들어올린다. 그렇게 하면 기관에 고인 가래가 목안으로 흘러 나와 식도로부터 위로 흘러들어가게 된다.

폐로 흘러들어간 물방울은 기침이 되어 외부로 나오려고 하는데 이것을 약물로 억제하고 외부로 나오지 못하게 하면 폐포는 염증을 일으키고 거기에 세균이 엉겨붙어 번식하게 된다. 이러한 악순환을 반복하면 그것이 만성화되어 폐포를 죽이게 되고 마침내는 죽음으로 치닫기도 한다.

인간의 몸은 자연에서 배우고 자연에서 살 수 있도록 되어 있다. 현대의학이 아무리 발달해도 자연의 힘을 당해낼 수는 없다. 자연치유력이란 바로 이런 것이다.

천식 건강법을 시작할 사람은 다음 사항을 반드시 지키도록 한다.

① 야채수프를 먹기 전에 3장의 〈기침 멈추는 약〉을 만들어 하루에 4~5회씩 2일간 복용한다.

② 3일째부터는 야채수프 0.6ℓ 와 기침을 멈추게 하는 약을 4~5회 병용한다.

그런데 오랫동안 병원 처방약을 먹어 왔다면 야채수프를 먹고 증상이 좋아지는 과정에서 가슴이 답답해지고 식사가 목 안을 통과하지 못하는 환자가 있다.

이 경우, 새까만 피를 작은2숟가락 정도 토하는 사람이 있다. 이것은 폐에 고여 있던 불필요한 혈액이 나오는 것이므로 당황하지 않아도 된다. 불필요한 것이 새로운 폐포에 의해 밀려나온 것이므로 이후에 오히려 더 개운해진다. 이러한 증상이 나타날 때 우려되거나 연세가 많은 분은 병원에서 빨아내는 처치를 받아도 좋다.

🌰 대머리라면 두피부터 재생시켜라

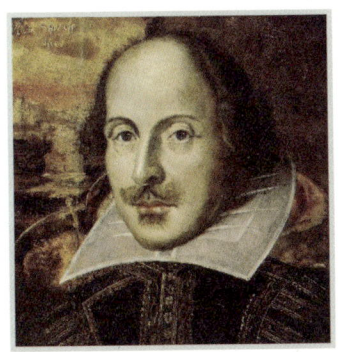

모발이 성글어지거나 벗겨지는 것은 본인에게는 매우 심각한 고민거리이다. 최근에는 여성의 대머리도 증가하고 있다.

대머리인 1천 명의 식생활을 조사한

결과 다음과 같은 경향이 나타났다.

- 어렸을 때부터 우유나 유제품, 육식을 즐겨 먹은 사람은 두발이 10대 때부터 성글어졌다.
- 10대 초반부터 우유나 유제품, 육식을 많이 먹은 사람은 두발이 20대를 넘기면서 빠지기 시작했다.
- 야채나 어패류를 먹지 않은 사람은 30세를 넘어가면서 대머리가 시작되어 40대에 가서는 완전히 대머리가 되었다.
- 샴푸를 두정부에 직접 바르는 사람이나 자주 머리를 감는 사람에게서 대머리가 더 많았다.

왜 육식을 하면 대머리가 많이 생기는 걸까? 그 원인은 혈액 순환에 있다.

동물성 지방을 너무 많이 섭취하면 콜레스테롤이 증가해서 혈관이 좁아진다. 따라서 혈액 순환이 방해를 받게 된다. 모세혈관은 두피의 말단까지 혈액 속의 여러 가지 영양소를 보급해 주는데 혈관이 좁아져서 이 역할을 할 수 없게 된다.

혈액 속에는 아미노산, 특히 유황이 포함되어 있으며 피부를 활성화시키는 매우 중요한 유황아미노산이 들어 있다. 혈관 수축을 돕는 지방산이나 식물에 들어 있는 리놀산, 리놀렌산, 비타민, 핵산 등도 있다.

이러한 영양소를 날마다 운반해 주는 혈액의 통로에 콜레스테롤이라는 벽과 칼슘이라는 돌멩이를 늘어놓는다면 선진대사는 말할 것도 없고 두부의 표피에 필요한 영양소를 보낼 수가 없게 된다.

결국 모근은 영양실조를 일으켜 발육 또한 저조해진다. 동시에 모공은 굳게 닫혀져서 겉표면이 굳어지면서 결국 대머리를 만들게 된다.

그렇다면 두피를 재생시키고 대머리의 고민을 해소할 방법은 없는 것일까?

우선 내적으로는 야채수프를 섭취해 혈액 정화작용을 촉진한다. 외적으로는 겉에서 굳어진 두피를 부드럽게 하여 모공을 재생시켜 모근을 육성시켜 줘야 한다. 이렇게 안과 밖에서 영양을 보급해 주면 두피와 모근도 다시 생기를 되찾아 소생하게 된다.

그 영양소는 바로 쌀겨에 들어 있는 비타민이다.

곱고 아름다운 피부를 가지려면 쌀겨주머니를 사용하라고 옛사람들은 가르쳐 주었다. 고대로부터 세제로 사용해 온 쌀겨에는 놀라운 비밀이 숨겨져 있다. 함유하고 있는 비타민 종류만 무려 1,200가지 이상인 그야말로 비타민의 보고이자 아직 미지의 세계이기도 하다. 이 비타민을 철저하게 연구하고 문헌으로 정리하려 한다면 족히 10년 이상은 걸릴 것이다.

그 연구는 차치하고 우선 모발이 빠져 성글게 된 사람들의 고민을 해결할 방법을 설명하겠다.

① 강력하게 피부 활성화를 촉진하는 유황아미노산을 준비한다.
② 혈관의 수축과 혈행을 촉진해 주는 지방산과 식물에 들어 있는 리놀산과 리놀렌산을 준비한다.
①과 ②를 배합하여 산酸과 당糖을 혼합하면 두피에 영양을 공급할 가장 훌륭한 육모제가 된다. 이 육모제를 만드는 방법은 여러 가

지가 있다. 그 중에서 가장 간단하고 침투력이 뛰어난 방법을 소개한다.

➡ 두피를 재생시키는 육모제

[재료]

• 쌀겨 : 500g   • 물 : 1ℓ   • 누룩 : 5g   • 소다 : 3g

[만드는 법]

① 준비한 물을 40~45℃ 정도로 따뜻하게 데운다.
② 따뜻한 물과 쌀겨를 잘 혼합하여 적당한 용기에 담는다.
③ 누룩과 소다를 섞어 ②의 혼합액에 더한다. 섞는 동안 용기는 45℃를 유지해야 한다.
④ 모두 혼합한 용기도 계속 45℃를 유지해야 한다. 종종 저어 주면서 24시간을 그대로 둔다.

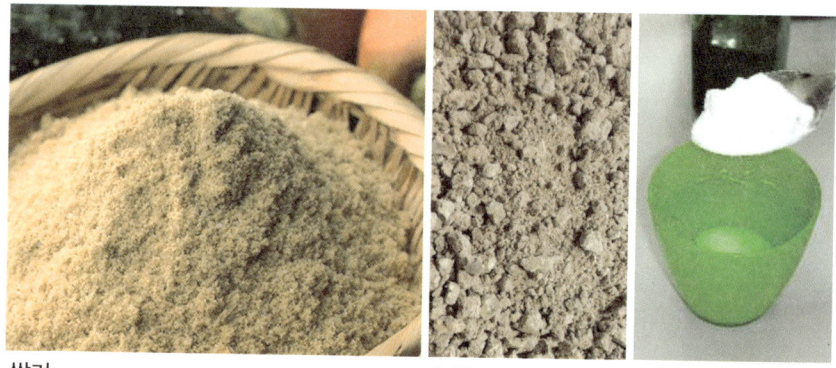

쌀겨   누룩   소다

⑤ 이 액체를 냉동한다.

⑥ 사용할 때는 1숟가락을 떠내어 열에 녹여서 두피에 바른다. 하루에 아침, 낮, 저녁, 3회 실행한다.

냄새가 매우 고약해서 저녁 취침 전에 하기 편할 것이다. 향수를 약간 섞어 주는 것도 한 방법이다.

육모제를 바르는 동시에 반드시 야채수프를 하루에 0.5ℓ 이상 5~11개월 동안 계속 먹는다.

한선汗腺 : 땀샘에는 아포크린선대한선과 에크린선소한선의 2종류가 있으며 모근에는 피지선지선이 붙어 있다. 이 세 가지가 끊임없이 연락을 주고받으면서 모발에서 두피에 나오는 땀과 지방의 분비까지를 균형 있게 유지해 준다. 육모제와 야채수프의 조합은 이 세 가지의 균형을 회복, 유지시켜 준다.

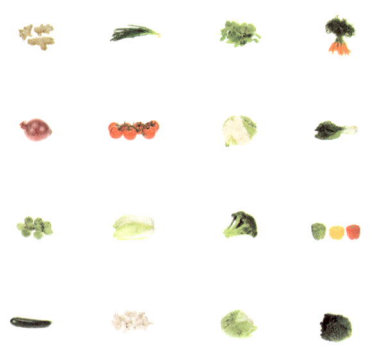

Part 3
건강과 의학에 대한 잘못된 상식

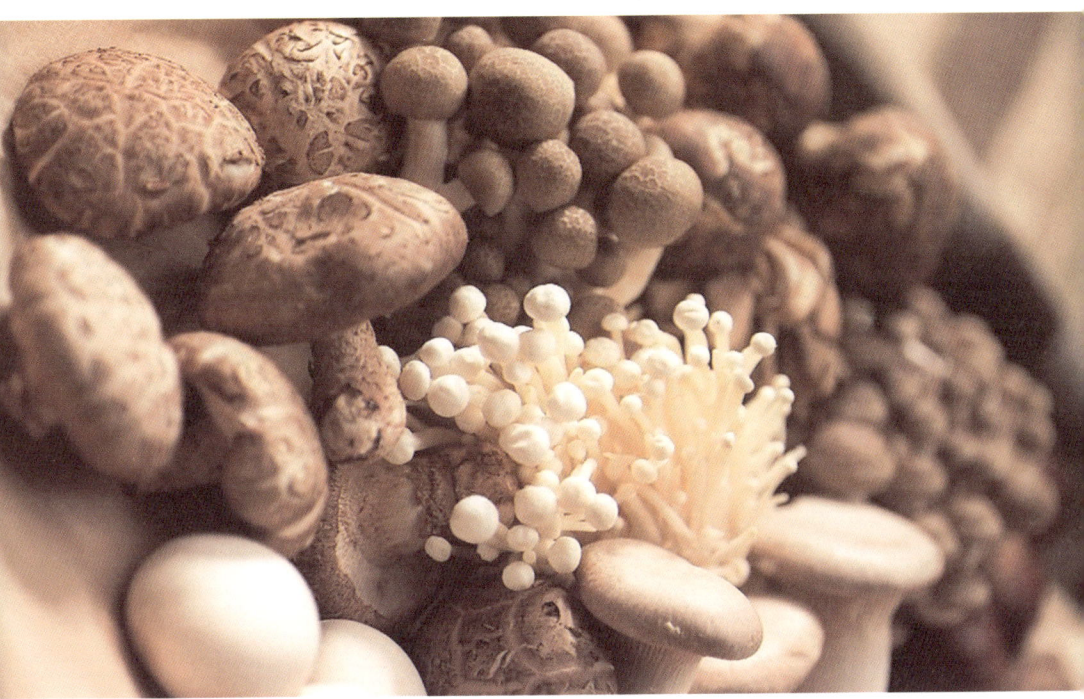

치료란 무엇인가

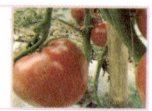

치료란 '병이나 부상을 잘 고치는 것' 이라고 사전에 씌어져 있다.

그런데 의사는 이렇게 말한다.

"당신은 평생 동안 약을 먹어야 합니다. 그렇지 않으면 점점 더 나빠질 겁니다. 제 말을 듣지 않으면 나중에 후회하게 될 겁니다."

의사는 자신의 치료 행위로 병이 낫지 않는다면서 그대로 따르라고 말한다. 참으로 어리석은 이야기가 아닌가.

이 세상에 평생 동안 낫지 않는 병이란 없다. 병이란 일시적으로 앓는 것이지 평생 앓는 것이 아니다.

'병은 마음에서 온다'는 말이 있다. 웬만한 병은 마음가짐으로 고칠 수 있다는 의미이다. 또한 병에 대한 상담자와 지도자 역할을 하는 이가 바로 의사이다.

무엇이든 의사에게 보이기만 하면 낫게 될 것이라는 건 환자의 잘못된 생각이다. 병은 인체의 치유력에 의해 낫는다. 이것이 의료의 기본적인 대원칙이다. 그러므로 질병에 걸리면 슬기롭게 대처해가야 한다.

약은 평생 동안 먹는 것이 아니다. 예를 들어 고혈압 환자에게 혈압이 높다는 이야기만 할 뿐 그 환자의 혈압이 왜 높아진 건지 원인을 이야기해 주는 의사는 거의 없다.

본태성 고혈압 또는 최저혈압이 100에 가깝거나 혹은 100을 웃도는 사람은 소변검사 결과 비록 단백이 내려가지 않더라도, 90% 이상이 신장의 기능저하가 원인이다.

　이 증상을 가지고 있는 사람은 이 책에 기록된 신장의 건강법을 실행하면 혈압과 신장이 모두 정상으로 돌아간다.

　처방약이 필요한 병일지라도 약은 최저한도로 먹는 것이 바람직하다. 검사는 매월 검사가 아닌 3개월이나 6개월 또는 1년 간격을 두고 하되 일반적인 혈액검사와 소변검사를 받는다. 이 정도면 충분하다.

　조영제, X-레이 검사 등은 웬만한 증상이 아니면 받을 필요가 없다. 오히려 그 검사로 인해 급성백혈병이나 혈소판 감소, 재생불능빈혈 등 많은 질병이 초래될 수 있다. 특히 암 검사는 백해무익이다.

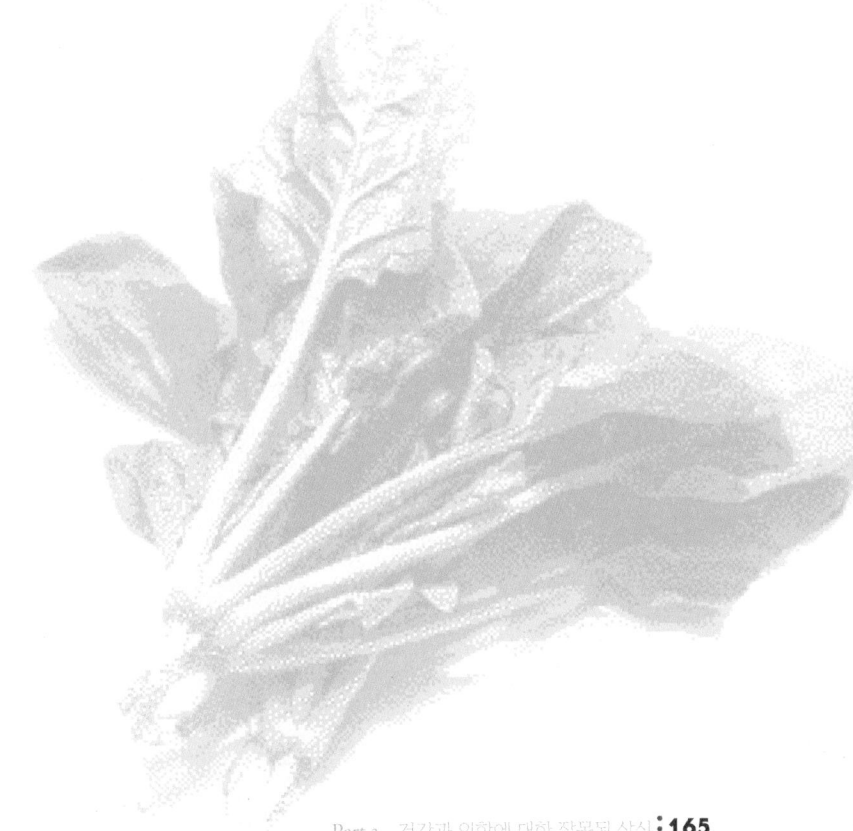

발열을 억제하지 말라

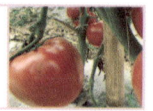

발열은 질병에 걸린 사람의 증상을 재빨리 탐지해서 알려주는 역할을 한다. 그토록 훌륭한 의사는 없다. 발열은 레이다망처럼 종횡무진 펼쳐져 있어서 신체의 어디에 무엇이 생겼는지 체크해서 보고해 준다.

그런데 이런 발열 증상이 나타나면 사람들은 의사에게 가야 한다든지, 무슨 약을 먹어야 한다든지 하며 야단법석이다.

하지만 열을 약물 등을 이용해 억지로 내리는 것은 환자의 증상을 악화시키는 매우 위험한 행위이다.

발열 증세가 나타나면 대처하는 방법이 있다. 그 순서와 관찰 방법을 설명하겠다.

37.5℃~38.5℃의 열이 난다면 체내에 있는 여러 가지 잡균이 크게 번식하고 있다는 것을 가르쳐 주는 것이다. 이 잡균은 39℃ 이상이 되면 급격히 사멸해 간다. 일과성 발열인 경우가 많으므로 그대로 놓아두면 2~3시간 후에는 자연스레 열이 내리게 된다.

여기서 매우 중요한 주의사항이 있다.

어린아이에게는 지혜열과 발육열이 있고, 사춘기에는 체형 변화에 따른 성장열 등이 있다. 인간이 성장하는 데 가장 필요로 하는 중대한 열에너지의 발생, 즉 필요열인 것이다.

이 시기에 열을 억지로 내리면 모든 성장이 멈춰 버릴 수가 있다. 평생 후유증이 남게 된다. 두통이나 성선호르몬의 분비 부전을 비롯해서 여자의 경우는 특히 생리불순, 생리통, 무생리가 나타나고 남자의 경우는 성기능불능, 무정자증, 무정란, 발육부전증의 원인이 된다.

그러므로 아이들이 열이 나면 서둘러 억제하지 말고 살펴보기를 권한다.

발열에 대한 참고사항을 덧붙인다.

첫째, 39℃의 발열은 몸에 유효한 열이다. 체내에 있는 잡균을 사멸시키는 중요한 발열인 경우가 많다.

둘째, 예를 들어, 60만 단위의 페니실린을 사용해도 끄덕하지 않는 매독균은 대장균과 파라티푸스paratyphus의 살아 있는 균을 환자의 정맥에 주사하여 39℃~40℃로 열로써 균을 죽이는 치료발열치료법을 사용하면 매독균이 사멸된다.

이처럼 평소의 발열도 유효한 열이며, 그 기능을 다하고 있다. 일반 사람들은 이런 치료법이 있다는 것을 당연히 잘 알지 못한다.

만약 의사가 열이 난다고 억지로 내릴 필요가 없다고 말할 때 환자가 이해하지 못한다면 이런 특징을 설명할 필요가 있다.

셋째, 37℃~38.5℃ 발열이 있을 때 해열제를 사용하면 체내에 있는 잡균은 일시적인 가사상태가 될 뿐 결코 사멸되지는 않는다. 또다시 생기를 되찾아 활동하는 수가 많다. 이때의 잡균은 이미 사용한 약물에 대해 면역을 가지고 있기 때문에 이번에는 그 배가 되는 약을 써도 효과가 없고 질병을 오래 끌게 된다.

감기는 모든 병의 근원이라든가 사소한 일이 결국 큰병을 만든다는 말은 이런 경우를 두고 하는 말이다.

그렇다고 열이 나면 모두 그대로 두라는 것은 아니다. 중요한 것은 머리에 얼음찜질을 해 주면서 상태를 보아야 한다. 이때 목은 결코 얼음찜질을 해서는 안 된다. 목에는 인후두라고 하여 후두부에 목뼈가 머리와 연결되는 곳에 약간 오목한 곳이 있다. 그곳에서부터 아래쪽은 얼음찜질을 하지 않도록 한다.

　사소한 열이 난다고 해서 곧 병원으로 달려가는 어리석은 일만은 하지 말아야 한다는 뜻이다. 중요한 것은 가까운 곳에 있는 의사와 친밀하게 연락을 취할 수 있도록 준비해 두는 점이다. 그리고 올바른 치료를 받을 수 있도록 항상 생각하며 행동해야 한다.

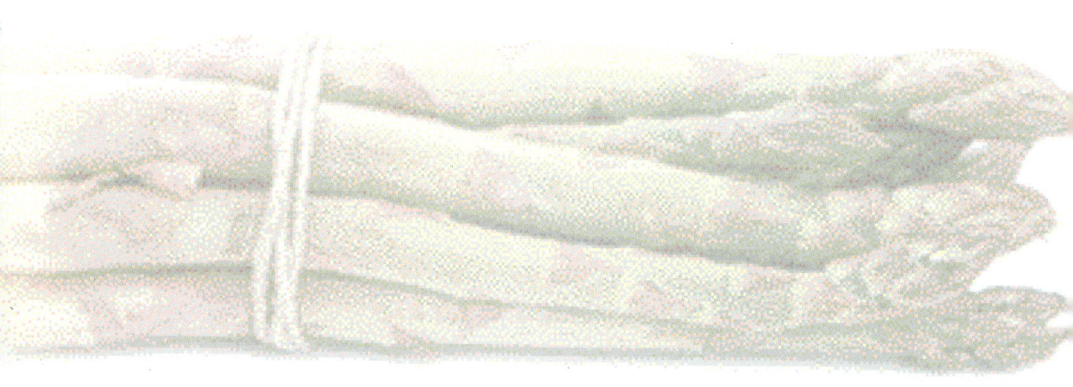

자석매트, 저주파, 전기치료의 위험

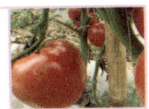

자석요나 그밖에 자기제품을 사용하는 25~50세까지의 여성의 약 80%가 자궁근종, 난소농종, 방광염 같은 병을 앓고 있다. 이러한 제품을 1~2년 이상 사용해 온 사람은 손·발가락이 변형되어 오른쪽 또는 왼쪽으로 굽어져 있다. 변형된 손·발가락은 다시 교정되지 않는다.

저주파 치료나 전기 치료를 받고 있는 사람에게서는 말초신경마비 증상, 무릎관절염, 요통 등이 많이 나타난다. 특히 50세 이상의 여성에게 많고 치료 기간이 7개월 이상 되면 손·발가락이 같은 방향으로 구부러져 변형된다.

어깨의 경우 견비통, 즉 어깨가 결리는 것을 풀어 주기 위해 저주파 치료를 받은 경우에도 자석요를 사용했을 때와 같은 증상이 나타난다. 팔이 나른하고 손·발가락의 악력이 감퇴되는 증세도 생긴다.

모두 다시는 교정되지 않는 증상들이다. 환자의 가족과 주위 사람들은 이러한 증상이 생기지 않았는지 살펴보아야 한다.

그렇다면 왜 이러한 증상이 생기는 것일까?

인간의 근육조직은 자기나 전류 등 외부로부터 자극이 오면 재빠르고 민감하게 반응을 나타낸다. 이러한 자극을 반복해서 주게 되면 인간의 근육조직은 스스로의 의지로 작용하지 않고 외부로부터 저주파나 전류 자극을 기다리게 된다. 그러면서 근육이 위축되기 시작하여 굳어지게 된다.

근육이 굳어져 가면 근육 자체가 뼈와 같은 조직으로 변화해 간다. 이렇게 해서 신체의 모든 것이 굳어져서 발가락이나 손가락이 변형되어 말초신경이 마비되어 버린다. 이때 감각은 물론이고 신발이 벗겨지는 것조차도 모르게 되며 또 집안에서 사소한 일로 넘어져 큰 부상을 입는 사람도 많다.

이런 반응은 금속제품을 몸에 지닐 때도 발생한다. 근육조직은 미약한 전류에 의해 움직여진다. 이 전류는 몸의 표면에도 흐르고 있다. 몸에 금속을 붙이고 있으면 마치 합선되는 것처럼 몸의 미약한 전류의 흐름에 이상이 생기는 것이다. 그 결과 저주파 치료나 전기치료를 한 것과 똑같은 결과를 몸에 주게 된다.

그러므로 자기 제품류와 금속 액세서리의 사용을 주의해야 한다.

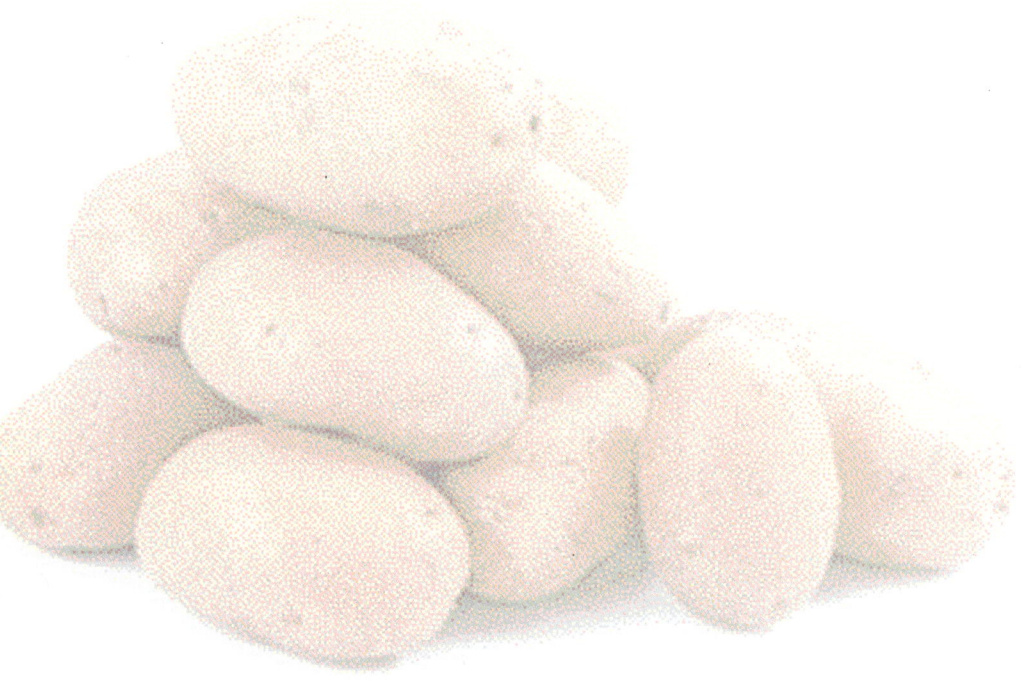

건강식품, 불량식품의 실체

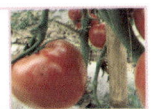

현대인이 건강에 관심이 많은 때문인지, 건강식품이 유행처럼 생산되고 있다.

하지만 이러한 제품을 잘못 먹게 되면 고혈압, 복부팽만특히 하복부, 거친 피부, 심장질환, 다리나 손의 부종, 코막힘, 두통, 불면증, 관절염, 담석증, 변비 등으로 고생하게 될 수 있다.

예를 들면, '이 건강식품을 먹으면 암에 효험이 있다'는 판매원의 말을 믿고 날마다 이 건강식품을 먹던 환자가 몇 개월 후 암이 더 악화되어 결국 사망한 사례가 있다. 그렇게 급히 사망할 만한 상태는 아니었다.

또 다른 50대의 주부는 당뇨병, 백내장, 관절염을 앓고 있었는데 판매원의 권유로 건강식품을 1회에 70알씩 먹게 되었다. 그 결과 저혈당에 의한 쇼크로 사망하고 말았다.

오늘날 건강보조식품의 부작용으로 병원에 실려 오는 환자 수가 증가하고 있다. 비타민 과잉에 의해 대장염이 발생해서 멈추지 않고 계속 설사하는 환자도 늘어나고 있다. 모두 현대의학에서 현재까지 볼 수 없었던 증세들이다.

특히 무서운 것은 비타민제다. 비타민제 때문에 기형아 출산도 급증하고 있다. 외형기형까지 합치면 출생아의 30%에 기형이 나타나고 있는 실정이다. 특히 심장과 신장 이상, 무항문 등 여러 가지 기형이 발생하고 있다. 이 대부분이 비타민제에 그 원인이 있다.

비타민제는 인간의 근육조직과 닮았기 때문에 체내에 들어오면 근육조직으로 바꾸어져 버린다. 이 이상은 유전자 이상에서 생긴다. 이렇게 해서 근육조직이 비타민을 닮은 아이가 생긴다면 어떻게 될 것인가? 비타민은 내장은 물론 인체를 형성하는 것은 아니다.

세상에 태어나는 아이에게는 아무 죄도 없다. 오직 부모의 부주의에 의한 비타민제의 과잉섭취가 불행을 불러온 것이다. 임신을 계획하는 예비 부모는 이 점을 미리 고려해서 충분히 주의를 기울여야 한다.

설득력 있는 건강식품 광고를 믿고 대량의 칼슘과 비타민을 먹던 30대의 여성이 췌장암으로 사망한 사례가 있다. 그녀는 지푸라기라도 잡는 심정으로 건강식품을 선택했지만 결국 달콤한 광고의 결과는 사망으로 돌아와 버린 것이다. 그들은 환자들의 심리를 악이용해서 제품을 판매할 뿐이다.

이런 건강식품들을 판매하는 이들의 가족들은 현재 건강한 걸까?

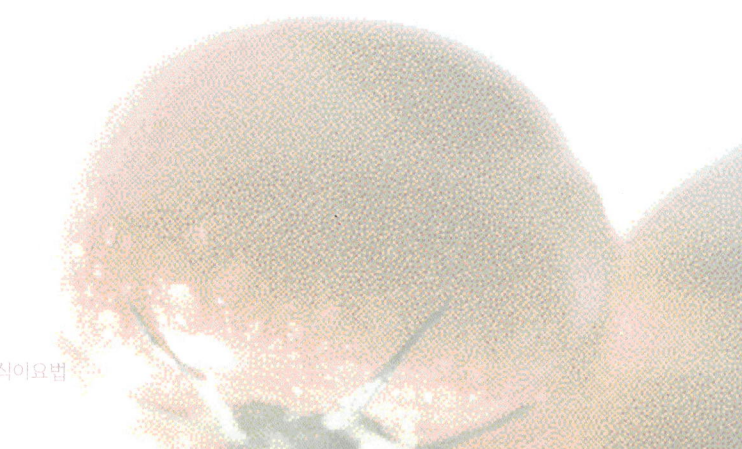

자제해야 될 우유와 육류식품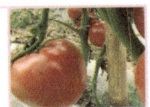

현대인의 입맛과 가정 식단이 서구화되면서 육류 섭취량이 급증했다. 이러한 변화를 영양학적으로 바람직하게 여긴 때도 있었다. 하지만 요즘은 다시 자연식단 붐이 일어 육류 섭취를 자제하고 있어 바람직하다.

고기에 포함되어 있는 지방이나 단백질은 인체 조직을 엉망으로 만들어 버린다. 특히 지방은 피부 표면 가까이에 축적되는데 인체의 피하지방층의 하부에 파고들어 피부를 밀어올림으로써 피부를 凹凸 상태로 만든다.

매끄럽고 부드러운 피부는 자외선을 반사할 수 있지만 凹凸이 된 피부는 그대로 자외선을 흡수해 버린다. 피부를 노출한 채 외출하는 일이 많아진 현대사회에서는 자외선을 보다 많이 받게 된다. 이것이 피부암의 근원이 된다.

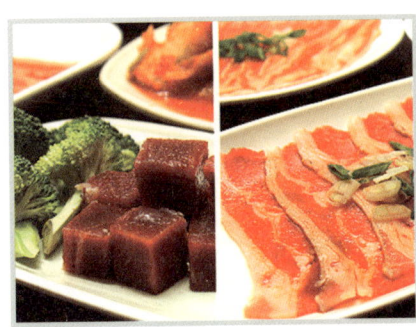
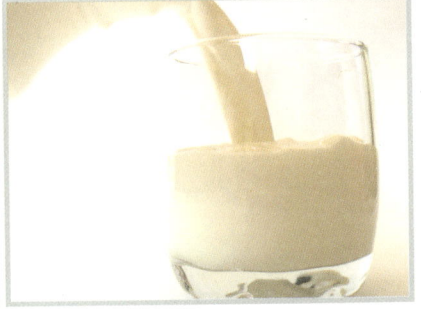

육식이나 유제품을 섭취하는 백인들의 피부가 울퉁불퉁하고 메라노마 피부암이 많은 것은 이 때문이다.

또 우유에는 칼슘이 많이 들어 있어서 소화가 잘 안 되며 인체의 뼈 속에서부터 칼슘을 끌어내어 배설해 버린다. 이 때문에 뼈가 부러지기 쉽고 변형하기 쉬운 연골상태가 된다. 소화가 안 되는 이유는 인체에는 우유를 소화시키는 효소인 락타아제가 약간 생산되기 때문이다.

육류나 우유로 저항력이 떨어진 몸 자체가 암을 유발시키는 최고의 조건이 된 셈이다. 육류 속에 들어 있는 혈액은 인체로 들어가 알레르기를 만드는 원인이 되기도 한다. 반면 어패류에는 자연적 칼슘이나 철분, 비타민D 등은 육류의 3~7배 정도 들어 있다.

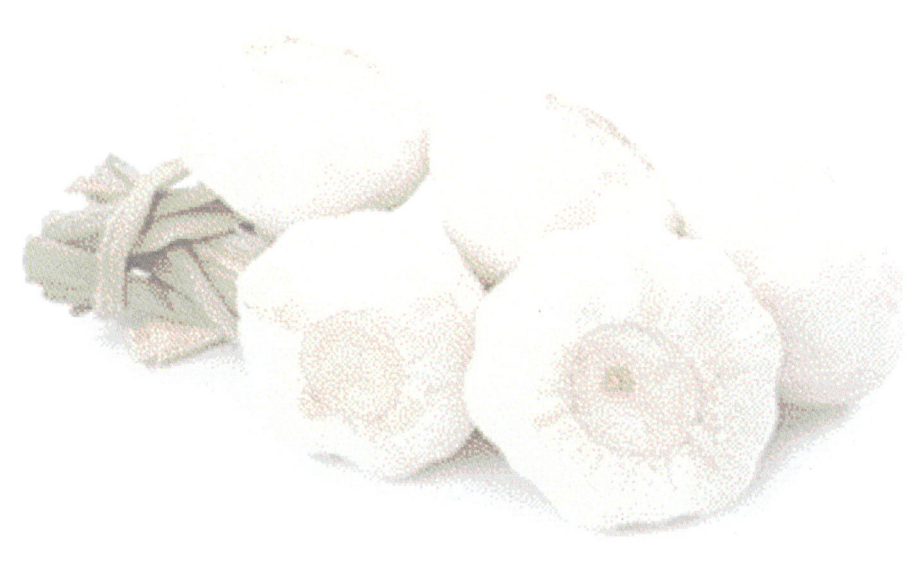

주스와 드링크제의 '독'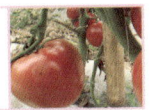

해마다 신장 투석 환자가 늘어나고 있다. 그 첫째 원인으로 꼽을 수 있는 것이 주스나 드링크제에 들어 있는 화학합성물질이다. 이 합성물질은 체내에 들어가면 신장 벽에 달라붙어 체외로 배출하지 않기 때문에 마침내 신장 기능을 불능하게 만드는 무서운 식품이다.

그렇다면 어떻게 하면 되는가?

먹지 않으면 된다. 먹으면 죽는다고 생각하는 것이 오히려 낫다.

비타민 E · C의 과다섭취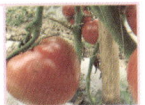

인체가 음식물을 섭취한 후 소화를 돕는 것이 장 속에 살고 있는 잡균이다. 이 잡균은 체내 음식물에 엉겨붙어 열심히 음식물을 부수어서 소화를 돕는다. 그런데 비타민E와 비타민C를 너무 많이 먹으면 이 잡균이 죽어 버린다. 따라서 소화를 못하게 된다. 이것이 매우 위험한 비타민E · C의 과잉증이다. 비타민E와 C는 건어물 같은 말린 식품의 곰팡이를 방지하기 위해 사용되는 약제이다. '곰팡이균을 죽일 정도이니 암에도 효과가 있겠지'라고 생각하는 것은 매우 어리석은 일이다. 이러한 잘못된 행동에 의해 인간은 스스로 생명을 잃는 것이다.

칼슘, 철분, 마그네슘의 과다섭취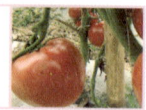

백해무익이라는 속담이 있다. 칼슘의 과잉섭취가 바로 그렇다.

인체는 걷고 단련함으로써 근육과 칼슘을 만들게 된다. 인체는 인간이 생각하는 것만큼 어리석지 않다. 운동선수나 일반인들이 운동하는 중 심근장애, 심장비대, 동계, 숨참, 골절 등의 사망·사고가 종종 발생한다. 이들을 조사해 보니 다량의 우유와 함께 단백질과 칼슘이 들어 있는 프로테인이라는 것을 먹고 있었다. 인체란 그토록 단순한 것이 아닌데, 결국 일부러 생명을 단축시키고 있었던 것이다.

철분을 함유했다거나 마그네슘이 들어 있다는 음료들을 광고할 때면 건강에 좋다고 말한다. 그런데 광고하는 이들은 이 철분과 마그네슘이 체내에 들어간 후 어떻게 되는지 모르는 것이 확실하다.

인체의 근육은 저주파인 전기가 온몸에 보내어져 움직이는 것이라고 앞에서 이미 말했다. 금속인 철분이나 마그네슘이 체내로 들어가면 저주파 전기가 자석 역할을 해서 누전이나 단전을 일으킨다. 때문에 체온 조절을 할 수 없게 된다. 그 때문에 몸이 극도로 냉해지거나 무거운 느낌이며 컨디션도 매우 나빠진다. 이런 경우 면 소재 외의 속옷을 입으면 움직이지 못할 만큼 무겁게 느껴진다. 속옷이 일으키는 정전기가 체내의 철분과 함께 자기에 영향을 끼치기 때문이다. 즉 자석요를 둘러쓰고 걷는 것과 같은 결과인 것이다. '모르는 게 약'이라고 해야 될까. 모르는 사이 우리는 실로 무서운 시대에 살게 된 것이다.

영양학의 오류

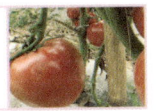

　과거 식량이 부족한 시대에 유행했던 것이 탈지분유이다. 어느 의학박사는 영양가 높은 음식이라고 증언하면서 굶주림으로 고생하는 아이들을 구원할 수단으로 탈지분유를 권장했다.

　우유를 먹기 시작한 역사는 불과 몇 십년 되지 않는다. 그 동안 우유나 유제품이 무슨 건강의 신앙처럼 온 세계에 보급되었다. 그런데 이와 동시에 아토피성 피부염, 알레르기, 비만, 고혈압, 심장질환, 뇌혈전, 암, 신장병, 당뇨병 환자가 해마다 증가했다. 결국 오늘날의 첫째 사망원인은 암이고 심장병이 그 다음 순위를 잇는다.

　그 원인은 무엇일까. 우유나 유제품에 들어 있는 칼슘과 지방에 있다 해도 과언이 아니다.

　이 결과를 통해 현대영양학에 오류가 있음을 증명하고 있다.

　첫째, 인간의 체세포는 거부반응이 특히 강하다는 것을 알아야 한다.

　둘째, 인체에는 우유를 소화시키는 효소인 락타아제가 약간만 있다. 이것은 약 2세 때까지만 왕성하게 분비된다. 이 때문에 소화되지 않은 음식물이 체내에 넘쳐나게 되어 산화를 막고 질병을 일으키는 원인이 된다.

　셋째, 육류나 유제품에는 인(隣) 함유량이 적어서 모처럼 체내에 칼슘을 들여보내도 칼슘과 결합하여 뼈가 될 가능성이 적다. 이때 역으로 인체의 뼈 속에서 칼슘을 끌어내게 된다. 결국 뼈 속의 칼슘은 자꾸만 줄어들어 뼈는 쉽게 부러지고, 수세미처럼 속이 텅 비어 저항력을 잃게 된다.

동시에 체내에 넘친 칼슘은 혈관 속을 흘러 심장 근육에 엉겨 붙어서 근육을 콘크리트처럼 만들고 심장장애, 심장비대 또는 부정맥 등을 일으키는 원인이 되기도 한다. 뇌의 혈관이 막히게 되면 뇌혈전이나 고혈압 그리고 뇌출혈의 원인이 되기도 한다.

현재 병원에서 이런 류의 질병에 대해 처방해 주는 약 등에는 칼슘의 길항제가 포함돼 있을 정도다. 칼슘에 의해 콘크리트화된 심장의 근육을 부드럽게 하기 위해 칼슘 작용을 방해하는 것이다. 물론 위의 불쾌감이나 식욕감퇴, 위통, 소화불량을 일으키는 등 부작용도 많다.

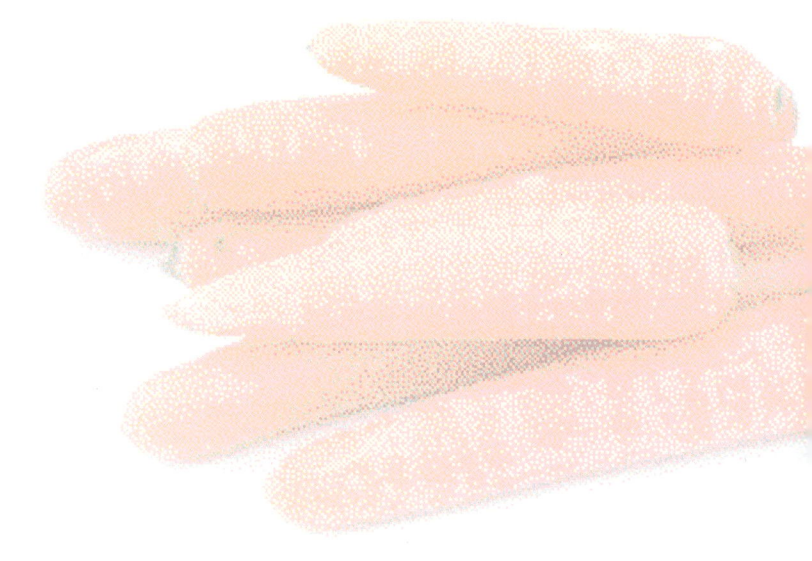

무서운 약의 부작용

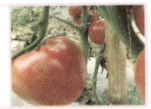

오늘날 시중에 판매되고 있는 의약품 중 대다수가 부작용이 매우 심하다는 사실은 이미 판명되어 있다. 이러한 약을 동시에 함께 투여하면 사망할 수도 있다고 한다. 그러면 우선 부작용이 확인된 것만 몇 가지 소개하기로 한다.

① 당뇨병 약을 복용하는 사람에게 진정제를 투여하면 저혈당을 일으켜 발작강직이나 심부전을 일으킬 수 있다.
② 감기약을 복용한 사람에게 위장약을 투여하면 약 속의 마그네슘과 알루미늄 등이 데드라사이클린계의 약과 화학변화를 일으켜 약효가 없어짐과 동시에 부작용을 일으킬 수 있다.
③ 안과질환이 있는 환자가 안과 약과 신경정신과 약을 함께 먹으면 눈이 급격히 약해진다.
④ 고혈압 약을 복용하는 사람에게 안과 처방약이나 신경정신과 안정제를 투여하면 약의 효과가 너무 강해서 저혈압이나 현기증, 심부전증이 생긴다.
⑤ 심장병 약을 복용하는 사람은 육류나 우유제품 칼슘제를 먹으면 강한 부작용이 나타난다. 약 속의 유비데카레논이라는 성분이 체내에서 칼슘과 급히 결합하여 지키타리스 순환기병 치료약 중독을 일으켜 질병을 악화시키고 동시에 합병증을 유발한다. 뇌 기능저

하 즉 치매를 촉진시키는 가장 좋은 시험약이기도 하다.
⑥ 부정맥을 진정시키는 프로논이라는 약은 부작용이 매우 심한데 이 약을 먹고 사망한 사례도 많다. 이 약은 현재 정해진 특정 환자에게만 투여되고 있다.

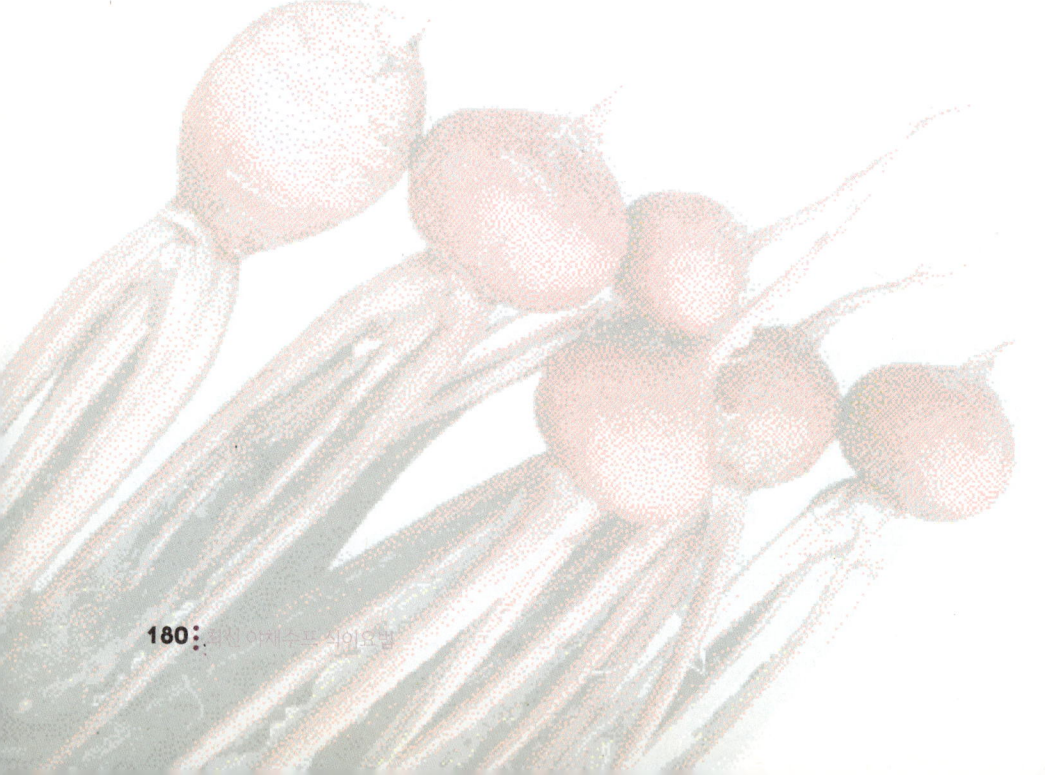

Part 4
각종 야채의 효능

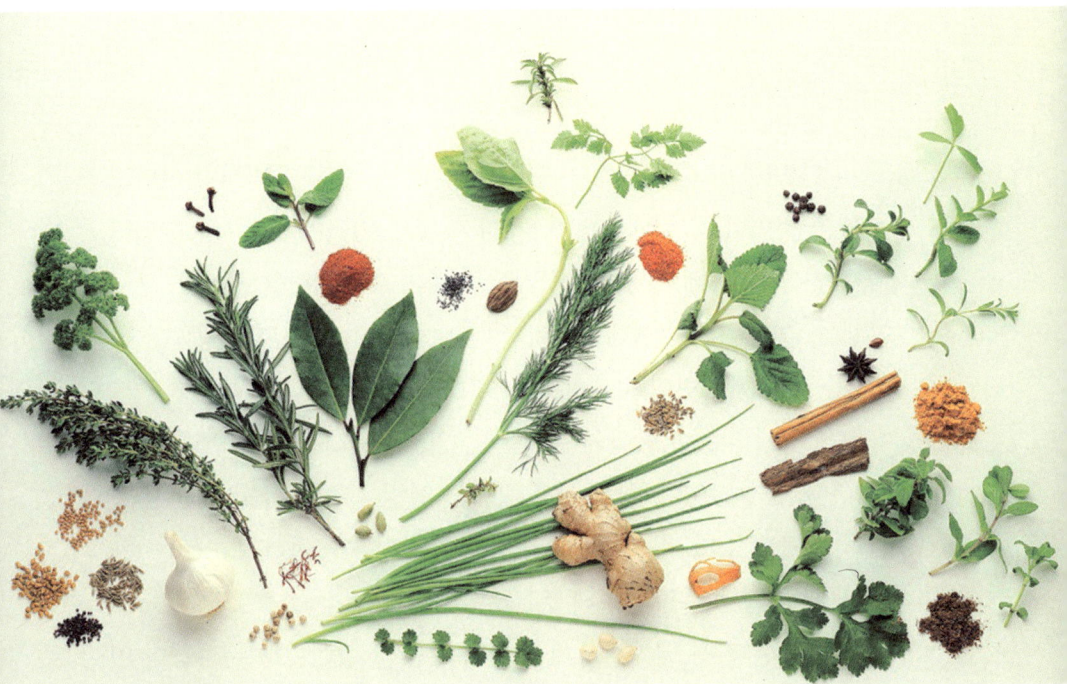

제11장

야채와 함께하는 현대인의 건강

누구나 한 번쯤은 건강하고 오래 살기 위해서는 야채를 먹어야 한다고 생각했을 것이다. 그런데 어떤 야채를 어떻게 먹어야 좋은지, 또 얼마나 좋은지 알지 못해 결정하지 못하고 주춤거리는 사람들도 많다.

야채를 즐겨 먹으면 혈액순환이 잘 되며 머리가 맑아지고 당뇨나 고혈압, 중풍 같은 성인병이 예방된다.

육식을 많이 먹는 사람들의 혈액은 늘 맑지 못하고 탁하며 색깔도 매우 진하다. 고혈압이나 중풍, 당뇨 같은 성인병에 걸릴 확률도 높다.

반면 야채를 즐겨 먹는 사람들의 혈액은 맑고 깨끗하다. 확실히 야채가 인체에 좋다는 것을 증명해 주는 것이다.

채식만 하면 혹시 영양실조에 걸리지는 않을까 염려하는 사람도 있을 것이다. 하지만 매스컴 등에서는 평생 육식하지 않아도 건강하게 장수하는 사람들이 우리 주변에는 많다는 것을 보여 주곤 한다. 채소에는 일반적으로 우리가 생각하는 것보다 더 많은 성분들이 골고루 들어 있다. 따라서 채식만 한다 해서 영양실조나 질병이 결코 생기지는 않는다.

인체는 병이 발생하면 자연치유할 수 있는 무한한 능력을 가지고 있다. 다만 음식을 어떻게 조절하느냐에 따라 그 차이가 있을 뿐이다.

야채를 치료용으로 먹을 때면, 생즙으로 먹거나 수프를 만들어 먹기도 한다. 병에 따라 어떤 채소에 어떤 채소를 혼합하는가가 달라진다. 평소에는 한 가지 음식에 편중되지 않고 골고루 섭취하는 것이 중요하다고 생각한다.

우리나라 사람들은 본래 야채를 많이 먹는 편이다. 하지만 음식문화에 변화가 생겨서 채식 문화에서 육식 문화가 되어 버렸다. 요즘에는 식탁에 채식이 올라오면 젊은 세대들이 거부반응을 보이며 '풀만 먹느냐'고 투덜거린다. 결국 이러한 식습관은 자녀의 건강으로 직결되므로 어른들은 아이들이 어릴 때부터 채식을 즐겨 먹도록 습관화시켜 주어야 한다. 그래야만 건강한 신체를 만들고 뇌의 성장도 촉진하게 된다.

육식은 노화를 촉진시키고 두뇌의 활동을 둔화시키지만 채식은 노화를 방지하고 피부에 탄력을 주어 윤기를 더해 주고 머리를 맑게 해주므로 두뇌 활동을 도와준다.

채식을 즐겨 먹는 사람은 편식을 하는 사람이 없고 변비 때문에 고생하는 일이 없으며 비만인 사람이 없는 것이 장점이다.

부종, 황달에 좋은 미나리

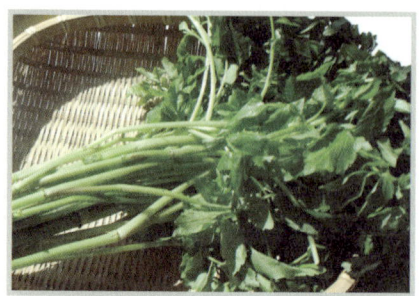

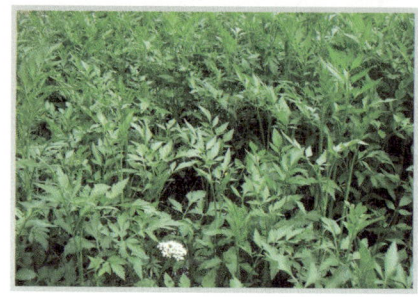

미나리는 논이나 밭두렁 같은 곳에서 자생하는 야채로 습한 곳이면 어디서든지 잘 자란다.

요즘은 재배해서 소비자에게 공급하는 것으로 시장이나 백화점 같은 곳에 가면 쉽게 구입할 수 있다. 깨끗하게 손질도 해서 판매하기 때문에 주부들이 손쉽게 구입하여 반찬을 만들어 먹을 수 있다.

미나리는 알칼리 식품으로 주로 쓴맛이 나며 약간의 단맛도 있다. 찬 기운을 가지고 있으며 성분은 원소, 칼륨 약 28%, 칼슘 18%, 나트륨 8%, 마그네슘 5%, 철 25% 등이 함유되어 있다. 미나리는 단독으로 먹거나 즙을 만들어 먹으면 설사를 하게 되므로 다른 야채와 혼합하여 먹는 것이 좋다.

미나리는 간에 좋은 야채라 하여 한때는 많은 사람들이 선호했다. 우리나라 가정에서는 김치를 담그는 데 넣기도 하고 다른 야채와 같이 쌈을 싸먹는다. 또한 매운탕이나 해물탕에는 절대 없어서는 안 되는 기호식품이다.

미나리는 열을 내려 주고, 황달에 효능이 있으며 부종을 치료하고 유행성이하선염, 류머티즘, 신경통에 효과가 있다.

얼굴이 붓고 털구멍에서 출혈이 생기면 미나리 꽃을 채취하여 달여 먹으면 치료된다.

인후, 담에 좋은 도라지

도라지는 한식단에 없어서는 안 될 정도로 우수한 식품으로 건강에도 많은 도움을 준다. 산비탈이나 숲 속 어느 곳에서나 자생한다. 도라지에는 자주색 꽃이 피는 것과 백색 꽃이 피는 두 종류가 있는데 성분은 동일하다.

요즘은 자연산 도라지가 귀해서 시장에서 판매되는 것은 모두 재배된 도라지이다.

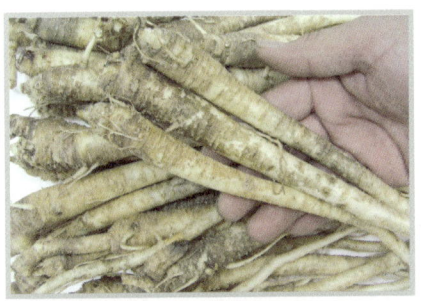

도라지 나물은 한식 식단에서 중요하게 여기는 나물이다. 도라지 무침이나 김치를 만들며, 홍어찜에는 필수적으로 필요하다. 부침개에 넣어서 먹으며 도라지 튀김을 하기도 하고 생으로 고추장에 찍어 먹거나 생즙을 만들어 먹기도 한다.

애주가들은 여러 가지 효능이

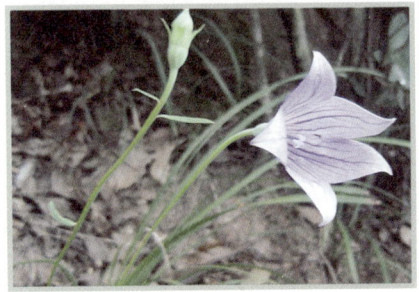

있다고 해서 술을 만들어 마시기도 한다. 도라지 술을 먹으면 가래가 없어지며 기침이 멈추고 기관지에 좋다고 한다.

도라지는 기관지의 분비를 촉진시키고 담을 없애 주며 구토가 치료되고 폐의 기를 열어 주어 폐 기능을 원활하게 해 준다. 감기, 기침을 치료하고 인후가 부은 데도 특이한 효능이 있으며 가슴이 답답한 흉통을 치료한다. 하지만 지나치게 많이 먹으면 구토 증상이 나타나니 적당히 먹어야 한다.

도라지를 한약명으로는 길경이라고 부르며 편도선염이나 인후염 같은 병에는 감길탕이라 하여 감초와 길경을 각 등분하여 달여 먹는다.

피로, 폐에 좋은 더덕

더덕은 전국 어디서나 자생하며, 강원도 등의 깊은 산에서 많이 난다. 더덕은 그 주위에 가기만 해도 향이 진하게 풍겨 더덕이 있음을 쉽게 알 수 있다.

자생하는 더덕의 수요는 점차 감소해서 현재 시장에서 판매되는 것은 거의 재배된 더덕이다. 중국산도 그 수요가 많지만 국산품과는 향이나 맛에서 많이 차이가 난다.

우리나라 전국 어디서나 재배해서 공급해 주고 있으므로 쉽게 구해서 누구나 먹을 수 있다. 애주가들은 더덕으로 술을 만들어 먹는다. 껍질을 벗겨 생으로 고추장에 찍어 먹기도 하고 장에 넣어 더덕장아찌를 만들어 먹는다. 반을 갈라 칼등으로 두들겨 연하게 만든 다음 양념을 묻혀 살짝 불에 구어 먹기도 하고 잘게 찢어서 더덕부침 등을 만들어 먹는다. 우리나라 어디에서나 더덕구이는 명물로 명성이 높다.

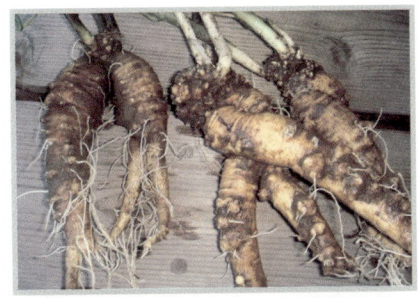

더덕을 먹으면 피로감이 줄고 혈압이 내려가며 부종을 치료해 준다. 폐의 열을 내려 주고 감기 열을 내려 주는 역할을 한다. 당뇨 환자가 먹으면 효능이 좋고 기관지를 튼튼하게 만들고 기침을 치료해 준다.

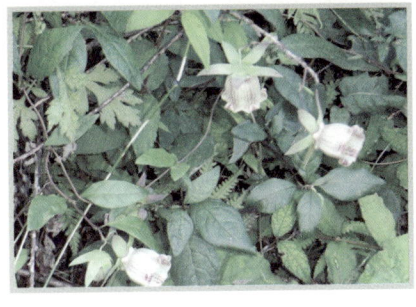

기관지나 폐에 질환이 생기면 더덕을 한 근 정도 구입해서 푹 고아서 찌꺼기는 건져내고 달인 물을 수시로 마신다.

더덕과 도라지에 양배추 20%를 넣고 생즙을 만들어 먹으면 기침이 멈추고 담이 없어지며 배뇨가 잘 되고 감기에 잘 안 걸리며 폐가 건강해진다.

살균, 암에 좋은 마늘

마늘은 자연산은 없고 모두 재배되어 시판되고 있다. 어디를 가든지 구입할 수 있을 만큼 우리 식생활에서 없어서는 안 되는 중요한 식품

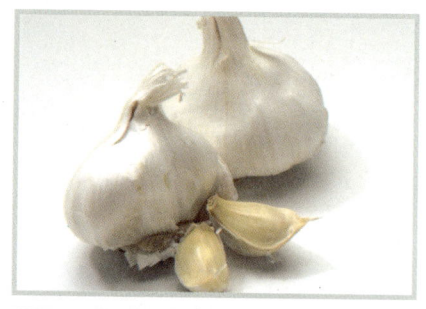

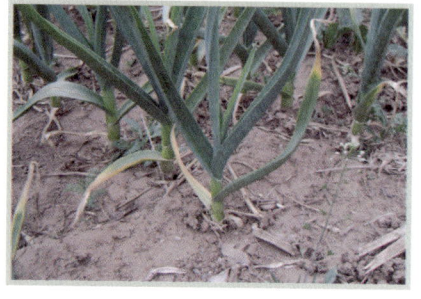

이다. 마늘이 얼마나 좋은 식품인지는 모든 사람이 다 알 것이다. 한식단에서 어떤 반찬이든 마늘을 넣어야만 음식 맛을 제대로 낼 수 있다.

마늘에는 수분, 단백질, 지방, 탄수화물, 조직유, 회분, 칼슘, 인, 철, 비타민 B_1, B_2, C, 정유 등의 많은 성분이 골고루 들어 있다.

마늘은 항균 작용이 강해서 진균, 원충 등의 감염을 치료하는 데 중요한 역할을 한다. 모든 균의 발생을 억제시키고 살균 작용을 하는 식품으로는 마늘보다 좋은 식품이 없다. 마늘은 속을 따뜻하게 해 주고 기를 열어 주며 음식을 먹고 체하고 쌓여 있는 것을 내려 준다. 배가 부어 팽창된 것을 치료해 주고 이질에는 마늘을 구워 먹으면 치료가 된다.

마늘은 버리는 것이 없이 모두 먹는다. 마늘종은 장아찌를 담거나 삶아서 무쳐 먹고 생으로 고추장에 찍어 먹기도 한다. 마늘잎은 장아찌를 만들어 먹고 마늘잎김치도 만들어 먹는다. 애주가들은 마늘 술을 만들어 먹기도 한다. 양기에 좋다 하여 매일 몇 쪽씩 장복하는 사람도 있다. 마늘은 암을 예방 및 억제시키는 데 효능이 있다. 어떤 학자는 장차 마늘이 암을 정복할 때가 올 것이라고 장담하기도 한다.

피부, 오장에 좋은 가지

가지는 다년생 본초로 줄기는 곧고 단단하다. 가지가 많고 색은 녹색이며 잎은 끝이 뾰족하고 가장자리는 밋밋하며 꽃은 자주색으로 피고 열매를 식용한다. 재배 식물이며 우리나라 어느 곳이든 잘 재배되는 식물이다.

가지는 우리 식탁에서 반찬으로 입맛을 돋아 준다. 맛이 담백하고 구수하여 어른이나 어린이들도 즐겨 먹으며 옛날에는 배가 고플 때 생으로도 먹었다. 가지는 피를 맑게 해 주어 혈액순환을 원활하게 도와준다. 장풍하혈에 좋으며 열풍을 치료하고 피부에 궤양이 생기면 가지를 갈아서 바르면 치료된다. 가지를 먹으면 오장의 피로가 풀린다.

가지의 꽃은 치통에 특효가 있다. 가지꽃을 채취하여 말려 두었다가 치통이 생기면 달여서 입에 머금고 있으면 치통이 가라앉는다. 상처에는 꽃을 볶아서 가루로 만들어 환부에 붙이면 치료된다.

얼굴에 열꽃이 생기거나 여드름이 생기면 가지로 마사지하거나 생즙을 내어 바르면 치료된다.

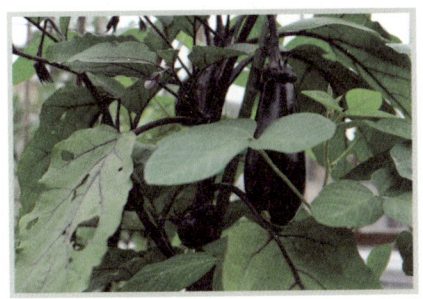

영양공급, 질병예방에 좋은 배추

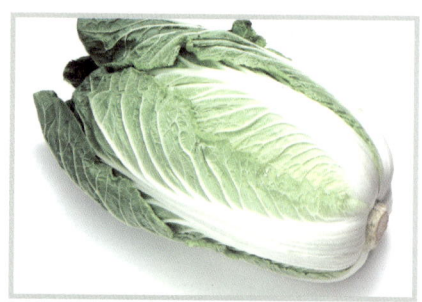

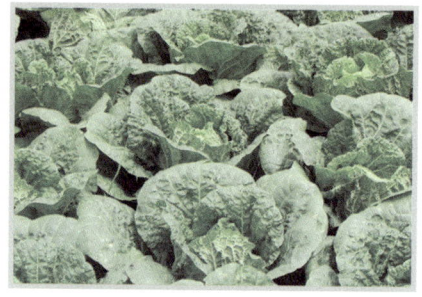

배추는 우리 식생활에 없어서는 안 되는 중요한 채소이다. 우리의 식생활 문화는 배추 문화라고 해도 손색이 없을 만큼 배추김치는 우리 문화와 함께 살아온 음식이다.

배추는 전국 어디서나 재배가 잘 된다. 저장해도 영양가가 파괴되지 않고 싱싱함을 유지시켜 준다. 배추가 없으면 우리 식탁은 먹을 것이 없을 정도로 식탁에 많이 올라온다. 배추에는 섬유질이 많아 몸에 좋고 변비 예방에도 좋다.

배추의 성분은 수분이 대부분이고 단백질, 지방, 탄수화물, 칼슘, 인, 비타민 A, B_1, B_2, C 등이 있으며 나이아신을 함유한다.

배추는 생으로 쌈을 싸서 먹거나 삶아 무쳐먹기도 하고 겉절이도 만들고 국을 끓여 먹는다. 김치를 썰어 넣고 만든 만두는 우리만의 자랑거리며 김치볶음 또한 유명한 음식이다. 두부김치는 술안주로 빼놓을 수 없는 음식이다.

김치를 이용해 만들어 먹을 수 있는 음식은 이외에도 수없이 많다. 김치에는 여러 가지 양념과 부수적인 것이 들어가 종합적인 영양식이

되어 세계적으로 알아주는 식품이며 모든 나라에서 부러워한다.

화상을 입었을 때 배추 잎을 삶아서 환부에 붙이면 화기를 제거시켜 준다. 배추를 지나치게 많이 먹으면 냉병이 발생하는데 이때 생강을 먹으면 치료된다.

신장, 골수에 좋은 양배추

양배추는 시장에서 흔히 만날 수 있는 야채이다.

양배추 생즙은 갑상선에 효능이 있다. 위궤양으로 통증이 있을 때도 효과가 좋다.

양배추는 신장 기능을 회복해 주고 골수를 도와주며 뇌 기능을 충실하게 만들어 준다. 오장을 편안하게 하고 육부를 조화시켜 준다.

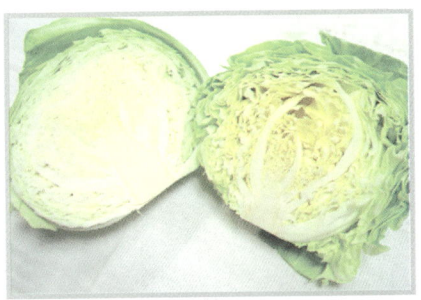

위가 약하거나 위장병이 있는 사람은 양배추 50%, 당근 30%, 양파 20%를 혼합하여 수프를 만들어 계속해서 복용하면 위장병이 치료된다.

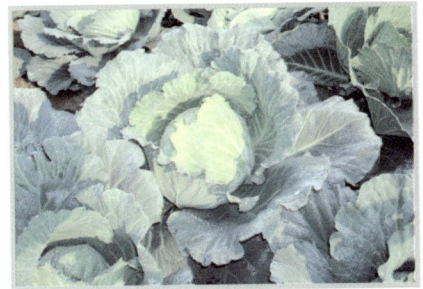

혈압에 좋은 양파

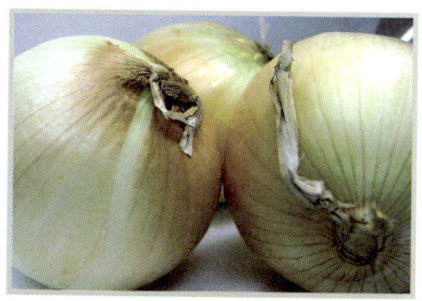

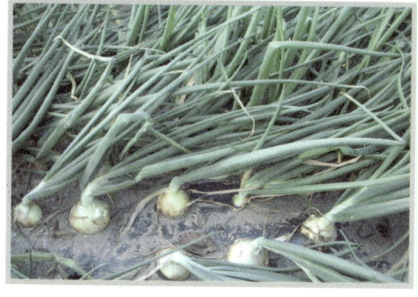

양파는 다년생으로 향이 강하고 둥글게 생긴 뿌리는 겹겹이 층이 이루어져 있다. 우리 식생활에 중요하게 쓰이는, 없어서는 안 되는 식품이다.

양파는 요리할 때 양념으로 맛을 내어주고 생으로도 먹고 구워서도 먹는다.

양파는 고지방을 많이 섭취해서 콜레스테롤이 생기는 것을 억제시키며 위궤양에도 도움을 준다. 무력해진 장 기능을 강화시켜 주고 이질이나 장염에 좋은 효과가 있다.

혈압 강하에 효능이 크고, 배뇨 기능을 원활하게 도와주며 담을 제거하는 성분을 포함하고 살균작용에 강하다.

부인과 질환인 질에 염증이 발생하면 양파를 생으로 먹거나 삶아서 계속 복용하면 치료된다.

양파 껍질은 예로부터 고혈압에 좋다 하여 많은 사람들이 선호해 왔는데, 현재도 혈압 치료에 양파 껍질을 달여 먹는다.

비위, 혈당에 좋은 당근

당근은 1년에서 2년 생으로 뿌리는 크고 다육질로 적색 또는 황색이며 줄기는 곧게 자라서 1미터가 되고 가지가 많이 갈라진다.

당근은 자연산은 없으며 모두 재배되어 공급된다. 우리나라 어느 곳이든 재배가 잘 된다. 맛은 달고 기운은 덥지도 차지도 않은 중간이며 당근은 차게 냉장을 하면 쓴맛이 생긴다.

성분은 비타민 C_1, C_2, 당분, 지방유, 정유 등이 함유되어 있다.

당근은 생으로도 많이 먹고, 여러 가지 요리에 넣어 맛과 색깔로 아름다운 모양을 만들어 주기에 많은 사람들의 입맛을 당기게 한다.

당근에 함유된 당분은 무가당이며 혈당을 강하시키는 성분이 들어 있어 당뇨환자에게는 필수 야채이다. 비장과 위장을 튼튼하게 만들어 주는 성분이 있으므로 소화장애가 있는 사람에게 좋다. 기침 치료에도 좋다.

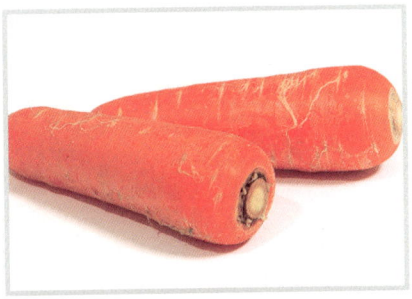

당근즙은 너무나 유명하다. 병을 앓는 환자가 복용하면 병의 회복이 빨라지고 음주 후에 마시면 숙취가 해소되고 머리가 맑아진다.

매일 한두 컵씩 계속 복용하면 피부가 고와지고 주름이 생

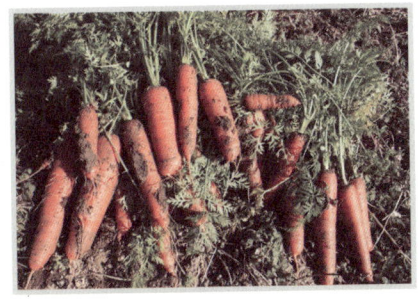

기는 것이 예방되어 노화를 지연시켜 준다.

🧅 치아, 손·발톱, 털에 좋은 오이

오이는 전국 어디서나 재배된다. 옛날에는 겨울에는 오이를 먹을 생각조차 하지 못했지만 요즘은 사시사철 먹을 수 있다.

맛은 달며 기운은 서늘하고 수분이 많다. 성분은 칼륨 40%, 나트륨 7.5%, 칼슘 7.5%, 인 20%, 염소, 배당체, 비타민 B_2, C 외에 수분 등으로 이루어져 있다.

오이는 생으로 먹기도 하고 오이김치나 오이소박이, 오이짱아지, 오이냉국 등을 만들어 먹는다. 여자들의 미용을 위한 마사지 재료로도 빼놓을 수 없다. 오이에는 칼슘이 많이 들어 있어서 오이즙을 만들어 먹으면 치아나 치근 질환을 막아 준다. 손톱이나 발톱이 갈라지는 것을 예방해 주며 털이 빠지는 것도 방지해 준다.

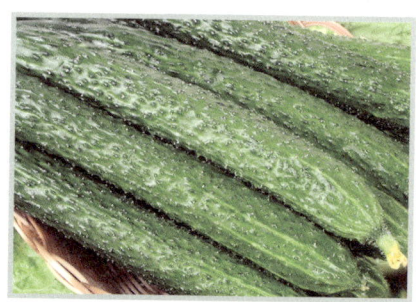

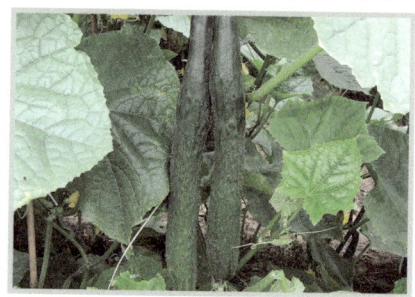

오이는 열을 내려주고 해독 역할을 하며 입이 마르는 갈증을 해소시켜 준다. 인후 종통이

나고 눈이 붉고 통증이 생길 때 좋다. 화상을 입었을 때 얇게 썰어서 붙이면 화기를 내려 준다.

오이와 당근, 시금치를 함께 즙을 만들어 먹으면 머리카락의 성장을 촉진시킨다. 오이와 당근을 즙으로 만들어 먹으면 류머티즘 계통 질환에 효능이 좋다. 술안주로 오이를 먹으면 술에 덜 취하고 음주 후 숙취로 인해 고생하는 일이 없다.

산을 좋아하는 사람들은 등산할 때 오이를 필수품으로 준비한다. 정상에 올라가 아름다운 경치를 감상하며 오이를 먹으면 갈증이 해소되고 출출함도 달랠 수 있다.

비위, 심장에 좋은 쑥갓

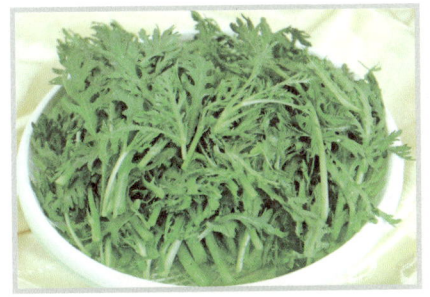

쑥갓은 우리나라 어디서나 재배가 잘 되는 야채이다. 언제든 시장에 가면 구할 수 있다.

맛은 매운맛과 단맛이 나며 기운은 덥지도 차지도 않은 중간의 기운을 가지고 있다. 쑥갓을 먹으면 마음이 편안해지고 비장과 위장을 보양하여 주고 담을 제거해 주는 성분이 들어 있다.

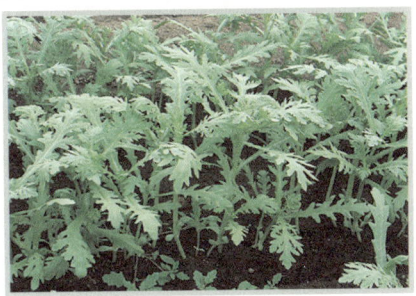

쑥갓은 우리 식생활에 없어서는 안 될 정도로 중요하다. 생선회나 고기를 구워 먹을 때는 쌈으로 먹으며 매운탕이나 해물탕 등에는 반드시 넣어 익혀 먹는다.

쑥갓 향은 냄새를 제거해 주고 속이 느끼한 것을 가라앉혀 주어 속을 편안하게 해 준다. 우리나라 사람들은 대개 쑥갓 향을 좋아하며 구미를 돋아 주는 역할을 한다.

쌈을 먹을 때는 그 향으로 인해 쑥갓을 함께 많이 먹는다. 그 맛이 향긋하고 좋지만 설사 증세가 있는 사람이 먹으면 부작용이 생기므로 주의해야 한다.

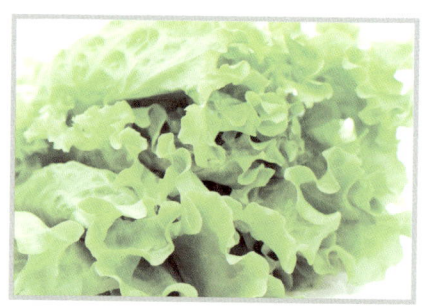

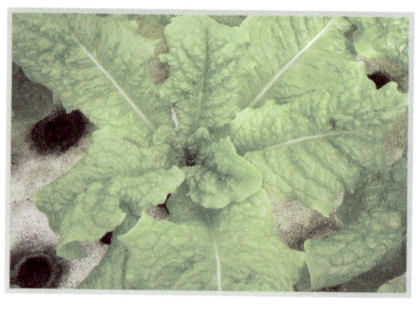

근육, 뼈에 좋은 상추

상추는 야채 중에서도 제일 많이 소비되는 것 중 하나이다. 전국 어디서나 재배가 잘 되고 누구나 손쉽게 재배할 수 있다. 시장이나 구멍가게에서도 취급할 정도로 중요시 여기는 야채이다.

맛은 쓴맛과 단맛이 나며 기운은 서늘하다. 성분은 칼륨 38%, 칼슘 15%, 마그네슘 6%, 인

9% 외에 헤모글로빈, 산화작용을 하는 황을 풍부하게 함유하고 있다.

우리나라 사람들이 제일 많이 먹는 야채이다. 쌈 종류에는 여러 가지가 있지만 상추쌈을 먼저 떠올릴 정도로 잘 알려져 있다. 생선회를 먹을 때도 상추와 함께 먹는다. 상추 겉절이도 유명하며 잘게 썰어서 마요네즈나 케첩과 함께 곁들여 먹기도 하고 쌈밥에 없어서는 안 되는 야채로써 요리법도 다양하다.

상추를 먹으면 배뇨가 원활해지고 소변에 피가 섞여 나올 때 먹으면 치료된다. 평상시에 자주 먹게 되면 근육과 뼈를 튼튼하게 만들어 주므로 근육마비와 골다공증 예방에 좋다. 젖이 부족할 때 상추씨를 달여 먹으면 젖의 분비를 촉진시켜 주므로 젖이 잘 나오게 된다.

상추를 지나치게 많이 먹으면 시력이 어두워지고 매일 먹으면 눈에 통증이 생기므로 눈병이 있는 사람은 먹지 않는 것이 좋다.

해수, 변비에 좋은 피마자

피마자는 아주까리라고도 부르며 원산지는 인도산이다. 농가에서 재배하며 생명력이 강해서 심어놓으면 신경 쓰지 않아도 잘 자라는 식물이다.

단맛과 함께 약간의 매운맛이 나지만 삶으면 매운맛이 없어지고 단맛과 고소한 맛만 나며 담백하다. 기운은 덥지도 차지도 않은 중간 기운을 가지고 있다.

피마자 나물은 약간의 독성이 있으므로 충분히 우려내야 한다.

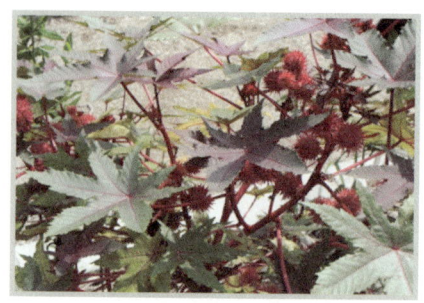

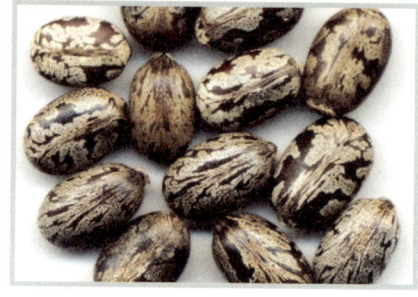

피마자 씨 기름은 설사약으로 유명하다. 옛날에는 약국 등에서 설사약으로 피마자기름을 주었다.

피마자 잎은 삶아 우려낸 다음 쌈으로 먹으면 피마자의 향과 맛이 새롭게 느껴진다.

삶아서 말려 두었다가 묵나물로 먹으면 고소하고 담백하며 입에서 씹히는 맛이 식욕을 돋아 준다.

피마자에는 비타민C, 유지산, 지방산, 포화지방산 등 많은 성분을 함유하고 있어서 매우 좋은 식품으로 알려져 있다.

피마자 잎은 폐의 기를 도와주며 음낭이 붓는 데 부기를 내려 준다. 해수 천식에 탁월한 효능을 가지고 있으며 거담 작용이 잘 되고 진정시키는 효능이 있어서 많은 사람들이 선호한다.

치료용으로 사용하려면 쇠고기 반근과 피마자 잎 200g에 물 4ℓ를 부어 물이 절반으로 줄어들 정도로 푹 고아서 3~4일 동안 나누어 먹으면 약효가 좋다.

피마자 줄기는 옛날에는 지팡이를 만들어 짚고 다닐 정도로 튼튼하고 모양도 아름답다.

혈액 순환, 신경계에 좋은 죽순

　죽순은 대나무에서 나오는 어린 순을 말한다. 주로 남부 지방에서 잘 자란다. 대나무 껍질을 벗긴 것을 약명으로는 죽여라 부르고 대나무 잎은 죽엽이라 하고 대나무 기름은 죽력이라 하여 한방에서 많이 쓰는 약재이다.

　죽순은 요리에 넣기도 하고 삶아서 고추장에 찍어 먹기도 한다. 장아찌를 만들면 그 맛이 다른 장아찌와 비교가 안 될 정도로 맛이 좋다. 죽순은 삶아서 껍질을 벗겨내고 반을 갈라 납작하게 만들어 소금절이를 만들어 먹기도 한다. 전을 부쳐 먹기도 하고 죽순으로 죽을 쑤어서 먹으면 허약 체질이나 병후에 회복이 빠르다. 김치를 담아 먹으면 새로운 맛을 느낄 수 있다.

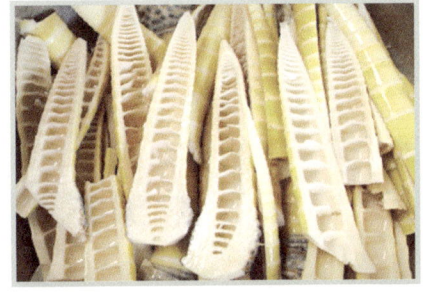

　죽순 100g 속에는 수분 88g, 단백질 2.6g, 지방 0.2g, 탄수화물 7.0mg, 인 26mg, 칼슘 10mg, 철 0.5mg 등의 성분이 들어 있다.

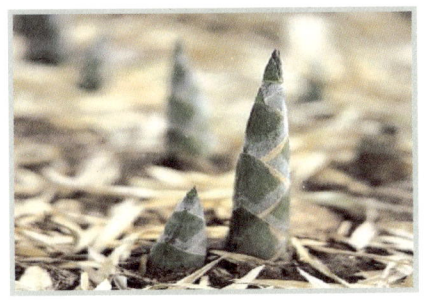

　죽순 나물은 담을 없애 주고 배변 활동을 원활하게 해 주며 혈과 맥을 잘 통하게 하며 배가 가득한 것을 치료하고 열을 몰아내 준다. 신경성 두통에 좋으며 깜짝깜짝 잘 놀래는 증상에

효과가 좋다. 어린이 경기 같은 데는 죽순을 푹 고아서 미음을 만들어 먹이면 좋은 효과를 보인다.

　죽순은 마음을 안정시켜 주며 머리를 맑게 해 주고 피를 맑게 하는 효능이 있어서 수험생이나 과로에 지친 사람들에게 좋다. 입맛이 없을 때 죽순을 갈아서 죽을 쑤어 먹으면 입맛이 살아나고 환자는 병후 회복이 빠르며 평상시 수프를 만들어 먹으면 질병에 강해진다.

냉증, 병 회복에 좋은 부추

　부추는 생명력이 강하고 번식이 잘 되므로 일반 가정의 텃밭에 심어 수시로 반찬을 만들어 먹었다. 지금은 대대적으로 재배하여 농가 소득원이 된다.

　생김새가 파와 비슷하지만 파는 둥글고 속이 비어 있는 반면 부추는 육질이 납작하고 길게 올라오며 꽃대가 탐스럽게 하나씩 올라온다.

　부추에는 단백질과, 유화합물, 배당체, 지방, 회분, 비타민C, 고밀질 등이 고루 함유되어 있다. 부추는 무쳐 먹기도 하고 된장찌개에도 넣어 먹으며 오이 김치 등에는 반드시 넣어 먹는 식재료이다.

　우리 조상들은 소화가 안 되거나 식욕이 떨어지면 부추를 넣어 죽을 쑤어 먹었다. 민간요법으로 환자나 병후에는 부추죽을 쑤어 먹으면 회복이 빨라지고 식욕을 돋우어 주었다. 전을 만들거나 부추 냉채를 만들면 부추의 향과 맛이 산뜻해서 누구나 즐겨 먹는다.

　치료용으로 먹을 때는 부추 즙을 내어 먹으면 효과가 빠른데 부추 생즙은 맛이 역겹기 때문에 먹기에 다소 불편하다. 하지만 효능은 매우 뛰어나서 식욕을 증진시키고 위액 분비를 자극해 주며 이뇨 작용을 하며 체내에 있는 독성을 체외로 밀어내는 효과가 있다.

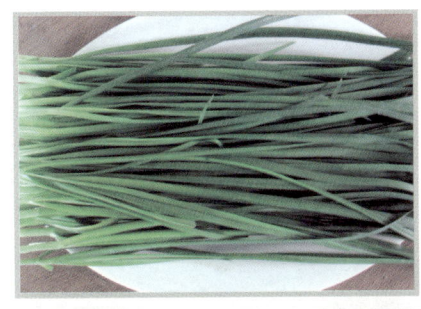

부추를 먹으면 속을 따뜻하게 해 주고 트림을 자주 하거나 토하는 것을 치료해 준다. 코피를 자주 흘리거나 소변에 피가 섞여 나오는 사람이 먹으면 좋은

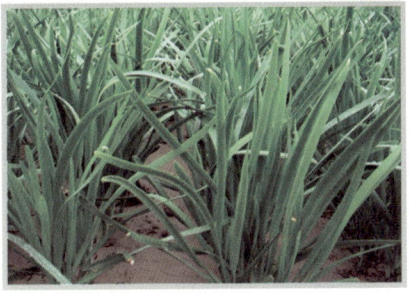

효능을 거둔다. 이질을 예방하고 당뇨병 환자가 계속 먹으면 당뇨의 진행을 억제시켜 준다.

음식을 먹고 체기가 오래된 것을 치료해 주며 냉한 배를 따뜻하게 만들어 주기도 하고 배가 부어 팽창된 것을 치료해 준다.

넘어지거나 높은 곳에서 떨어지거나 물체에 얻어맞아 타박상을 입었을 때 부추 생즙을 아픈 부위에 수시로 발라 주면 통증이 가라앉고 빨리 치료된다.

부추씨는 가구자라 하여 소변이 자주 나오고 참지 못하는 병증을 치료해 준다. 정액이 저절로 나올 때도 예방 및 치료해 준다. 무릎과 허리가 아픈 데 효과가 좋으며 설사를 멈추게 한다. 부추씨를 달여서 수시로 먹으면 부인들의 자궁염이 치료된다.

🧅 부종, 해독에 좋은 머위

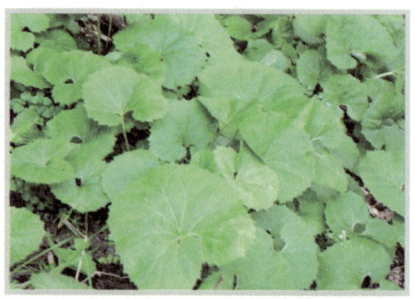

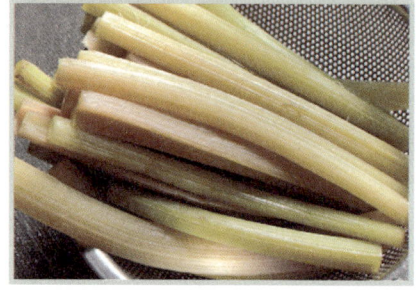

머위는 논둑, 밭둑과 산비탈 같은 습기가 있는 곳에서 자생하며 재배하기도 한다.

머위 잎은 삶아서 쓴 맛을 우려내어 쌈으로 먹는다. 줄기는 삶아서 껍질을 벗겨낸 후 적당한 길이로 잘라서 들기름과 함께 볶아 먹는다. 국도 끓여 먹기고 기름에 튀겨 먹으면 고소함과 함께 머위 향이 나서 아이들의 간식으로도 좋다. 잘게 갈라 전을 부치기도 하고 장아찌를 만들면 새로운 맛을 느낄 수도 있다.

머위를 먹으면 부종이 내리고 편도선염이 치료되며 해독시키는 성분이 들어 있어서 몸 속에 잠재되어 있는 독성을 제거시켜 준다. 또한 타박상을 입어 어혈이 있는 사람이 먹으면 풀어진다.

🧅 체질개선, 궤양에 좋은 토란

토란은 자연생은 없고 주로 재배해서 공급된다. 전국 어디서나 잘 자란다. 맛은 달고 매우며 기운은 보통이다. 토란 뿌리는 진액이 나오므로 입에 넣고 씹으면 미끄러운 섬유질이 나와서 먹지 않는 사람도 있다. 알칼리 식품으로 잘 알려져 있는 토란에는 비타민 B_1, B_2가 많이 들어 있고 비타민 A, C의 성분은 적으며 철, 칼슘, 은, 단백질, 전분, 지방, 인, 무기 등이 함유되어 있다.

토란은 소화 효소인 푸틴을 함유하고 있어서 소화가 잘 되게 해 주며 중독증을 없애 주고 종기를 치료해 준다. 장의 궤양에도 효과가 좋다.

옛날부터 토란은 국을 끓여 먹어왔다. 그 이유는 위와 장에 열을 내려 주기 위한 것이며 토란의 매운 맛을 없애려면 소금과 생강즙을 넣고서 우려내야 하기 때문이다. 토란 줄기는 삶아 두었다가 나물로 만들어 먹고 주로 매운탕이나 국을 끓여 먹는다. 토란은 죽으로 만들어 먹기도 한다. 매운탕류에 넣어 먹으면 비린내를 없애 주고 담백한 맛을 내며 씹히는 느낌을 주므로 더한층 맛을 내 준다.

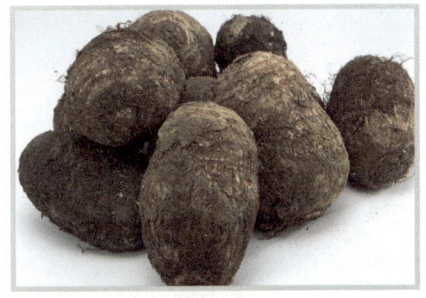

줄기는 설사를 치료하고 부종에 좋으며 잎은 설사나 잠을 잘 때 땀을 많이 흘리는 증상에 효과가 좋다. 수시로 땀이 많이 흐르는 것도 치료되고, 꽃은 위통이나 입으로 피를 토하는 것, 자궁출혈에 효과가 좋다. 치질창과 탈항에 효과가 좋다.

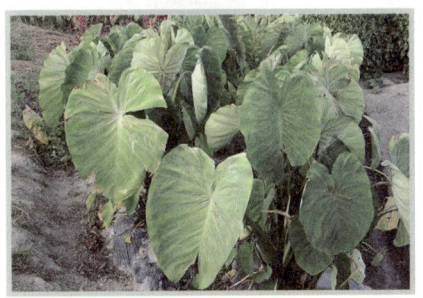

토란은 독성이 있으므로 많이 먹으면 배가 가득하고 비장을 상하게 된다. 너무 지나치게 많이 먹거나 생으로 먹으면 안 되는 식품이다.

피부, 해열에 좋은 무

무는 일년생으로 뿌리는 비육한 육질로 크다. 종류에 따라 크기나 색깔에 차이가 있다. 무는 저장해 두었다가 필요한 시기에 먹을 수 있다. 무는 김치나 깍두기, 동치미, 무말랭이 등 여러 가지 반찬을 만들어 먹고 생으로도 먹는다. 옛날에는 땅속에 묻어 두었다가 한겨울에 꺼내어 간식으로 먹었지만 지금은 무를 간식으로 먹는 사람은 없을 것이

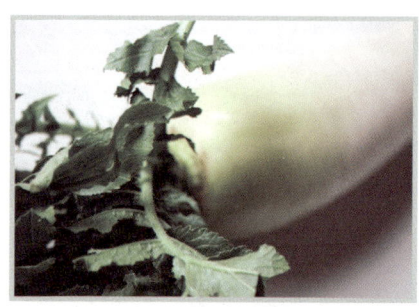

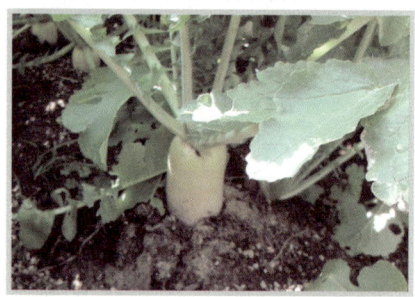

다. 무는 체한 것이 쌓여 부풀어진 것을 치료해 준다. 기침에 좋고 토혈이나 코피가 나는 데도 좋다. 당뇨에도 효과가 있고 두통에도 좋다.

병을 치료하는 데는 삶아서 먹는 것이 효과가 좋고 무 생즙은 담석증에 좋다.

얼굴에 열꽃이 생기거나 여드름 같은 질환이 생기되면 무를 얇게 썰어서 마사지하거나 생즙을 수시로 발라 주면 치료된

다. 무씨는 나복자라 하여 담을 제거하고 소화기능을 돕는 데 중요하게 쓰인다. 무 잎을 햇빛에 말린 시래기는 저장해 두었다가 물에 불려서 삶아낸 후 양념해서 반찬으로 먹기도 하고, 시래기 된장국을 끓여 먹기도 한다. 전라도 지방에서는 매운탕에 넣어서 진미를 만들어내기도 한다.

시래기 맛은 맵고 쓴맛이 나지만 삶으면 구수한 맛이 나고 기운은 덥지도 차지도 않은 중간 기운을 가지게 되어 누구나 먹어도 좋다.

시래기를 먹으면 트림하는 증상이 없어지고 가슴이 답답하고 막히는 것이 시원해지며, 음식이 위에 정체되어 내려가지 않는 것을 내려 주고 설사를 멈추게 한다. 인후통이 가라앉고 유종이 치료가 되며 산모가 젖이 잘 안 나올 때 먹으면 효과적인 것으로 알려져 있다.

🧅 지혈, 니코틴 해독에 좋은 연근

연근의 원산지는 인도이며 우리나라에 불교가 유입될 때 함께 들어온 야채이다. 모두 재배해서 전국에 생산되고 있다.

맛은 달고 지린 맛이 나며 기운은 보통이다.

연근에는 비타민 B_1, B_2, 나이아신, 미네랄, 칼슘, 나트륨, 인, 철 등 많은 영양소가 함유되어 있어 인체에 매우 좋은 식품이다.

한방에서는 연꽃 씨는 연자육이라 하여 한약 재료로 사용한다. 연근 잎으로 죽을 쑤어 먹으면 정력을 강화시켜 주고 생명력을 길러 주기도 하며 어혈을 풀어 주고 소화력을 도와주므로 기분이 상쾌해진다.

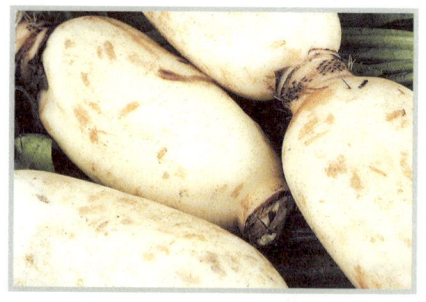

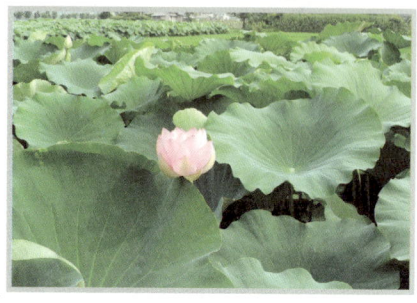

연근은 담배의 독을 제거해 주므로 흡연가에게는 필수적인 야채이다. 위궤양을 예방해 주는 아스파라긴산과 니코틴 해독으로 잘 알려진 아미노산이 함유되어 있다.

가슴이 답답한 것과 주독을 풀어 주며 비위를 튼튼하게 만들어 주고 피를 보하여 준다. 설사를 멎게 해 주고 지혈제로도 잘 알려져 있어서 코피가 나거나 입으로 피를 토하면 연근을 달여 먹거나 생즙을 내어 먹으면 치료가 잘 된다. 연근을 가루로 만들어 두었다가 약으로 복용하기도 한다. 외상으로 출혈이 멈추지 않을 때 상처에 가루를 뿌려 주면 지혈이 된다.

연근은 껍질을 벗기고 썰어서 반찬을 만들어 먹으며 장에 넣어 장아찌로 만들어 먹기도 한다.

배뇨 · 배변 · 폐열에 좋은 아욱

아욱은 우리나라 전국 어디서나 재배가 잘 되는 야채로서 시장에 나가면 흔히 구할 수 있다.

아욱 맛은 달고 기운은 차가운 성분이 들어 있다. 아욱은 식량이 부족할 때는 죽을 많이 쑤어 먹었던 야채이다.

환자에게 아욱죽을 만들어 먹이면 식욕을 돋아 주고 소화가 잘 되게 해 준다. 아욱국 또한 별미로 구수하고 맛이 담백해서 아무리 먹어도 싫증이 나지 않는 음식이다.

아욱을 먹으면 폐의 열을 내려 주고 기침을 멈추게 해 주며

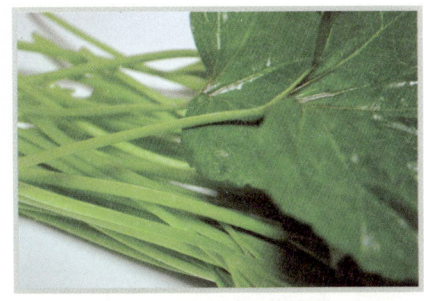

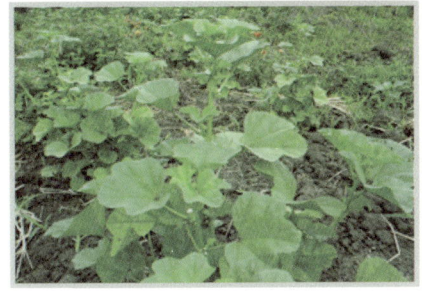

장의 독을 풀어 주기도 하고 땀을 많이 흘리는 데 땀을 안 나게 하고, 배뇨와 배변을 도와준다. 황달에는 아욱 생즙을 먹으면 잘 낫는다.

다만 비위가 허약하거나 설사를 하거나 임산부에게는 좋은 않은 것으로 알려져 있다.

변비, 소화에 좋은 시금치

시금치는 우리나라 어디든지 재배가 잘 되므로 전국적으로 흔히 볼 수 있다. 맛은 달고 기운은 서늘하며 우리 식생활에 많은 부분을 차지하고 있는 야채이다.

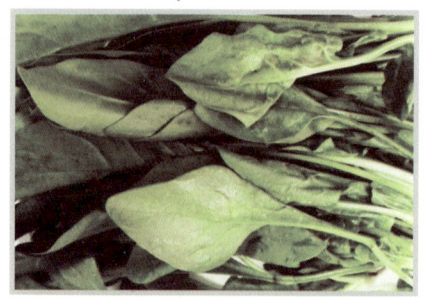

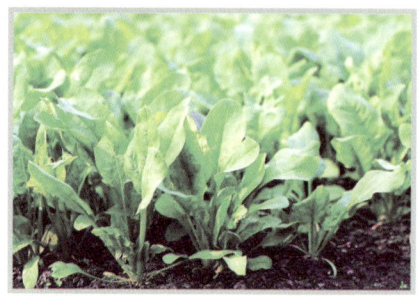

　시금치는 여러 가지 요리에 사용한다. 어떤 요리를 만들어 먹든 맛이 좋다. 즙을 내어 먹으면 위장이나 십이지장, 소장, 대장, 결장 같은 소화기관에 활력을 주고 소화기관을 청소해 준다. 시금치와 당근을 섞어서 즙을 만들어 먹으면 갑상선, 부전증이나 관절염, 성기통증, 사지부종, 출혈로 인한 체력상실, 심장기능장해, 두통 등을 개선해 주며 장의 노폐물도 제거해 준다. 시금치와 상추를 섞어 즙을 만들어 먹으면 비타민이 공급되어 마비되는 증세를 예방해 준다. 따라서 평상시에 즙을 만들어 먹으면 큰 병을 예방할 수 있다.

　시금치에는 단백질 2g, 지방 0.2g, 탄수화물 2g, 조직유 0.6g, 회분 2g, 칼슘 70㎎, 인 34㎎, 철 2.5㎎, 카로틴 2.96㎎, 비타민B 0.04㎎, 비타민B2 0.013g, 니코티산 0.6㎎, 염산 1.22g 등의 성분이 들어 있다.

　시금치만 단독으로 먹으면 빠른 시일 내에 피를 만들어 주므로 피로감이 없어지고 출혈이 있어 잘 멈추지 않는 경우 계속 먹으면 출혈이 멈추게 된다.

　코피가 자주 나거나 변에 피가 섞여 나오는 사람들은 시금치를 먹으면 치료된다. 특히 당뇨환자는 시금치를 먹으면 당을 억제시켜 주고 변비로 고생하는 사람이 먹으면 변을 묽게 만들어 주므로 고민이 해결된다.

🧅 몸이 냉할 때는 생강

생강은 모두 재배하여 생산된다. 우리나라 어디서나 재배가 잘 되는 식물이다. 가을에 서리가 내리기 전에 캐내어 물에 깨끗하게 씻어서 잔뿌리를 떼어내고 땅속 깊은 곳에 저장해 두었다가 필요시에 꺼내어 사용한다.

건조해서 마른 것을 건강이라고 부르며 생강은 중국이나 일본에서 수입되는 것이 많아서 국산은 귀할 정도이다.

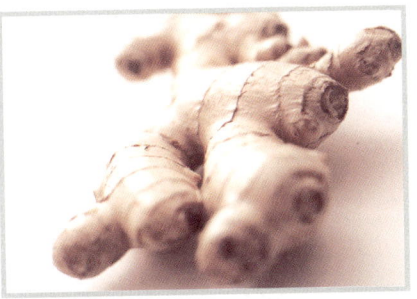

우리의 식생활에서는 없어서는 안 되는 아주 중요한 식품이다. 어떤 요리를 만들거나 생강이 안 들어가면 맛을 낼 수 없다. 편강이라 하여 생강을 썰어서 설탕을 묻혀서 말려 먹기도 한다. 생선 비린내를 없앨 때도 반드시 사용한다.

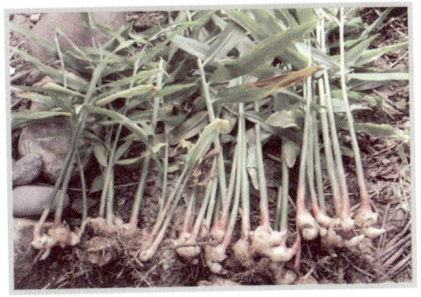

생강은 한약에서 중요한 약재로 사용된다. 약을 제조할 때

생강 3쪽은 기본으로 들어간다. 마른 생강은 위를 따뜻하게 해 주고 주독을 풀어 주는 처방에 필수적으로 들어간다.

생강차는 모든 가정에서 즐겨 마시며 감기에 걸렸거나 술을 많이 먹은 후에는 꼭 생강차를 먹는다.

생강은 매운맛이 나고, 기운은 따뜻하며 성분은 결정성, 신탈성분, 진게론, 쇼가올, 전분 등이 들어 있다.

생강을 먹으면 위장이 냉하여 소화가 잘 안 되고 설사할 때 좋다. 구역질과 구토를 멈추게 하고 팔, 다리가 차갑고 냉하여 추위를 잘 타는 사람이 먹으면 추위를 이길 수 있다. 냉으로 인해 찬바람만 쏘이면 기침이 나는 사람에게 좋다.

풍·한·습·비로 인해 몸에 이상이 생기면 생강을 달여 먹으면 치료된다. 코피가 나거나 입으로 피를 토하기도 하고 하혈하거나 대변에 피가 섞여 나올 때 효과가 좋다. 하혈이든 상혈이든 피가 나오는 증상에는 마른 생강을 한 줌 까맣게 볶아서 달여 먹으면 치료된다.

몸을 따뜻하게 하고 소화를 도와주며 심장을 안정시키려면 생강 15쪽, 대추 10개를 넣고 끓여서 꿀을 타서 마시면 된다.

🧅 고혈압, 당뇨병에 좋은 토마토

원산지는 남아메리카의 안데스산맥으로 식용으로서 재배되는 토마토는 19세기가 되어 유럽으로 급속히 확산되었다.

방울토마토 또는 체리토마토는 잎이나 열매 등 거의 모든 부분에서

토마토와 비슷하나 열매가 보통 2~3cm이며 구형을 띤다. 조그마한 방울과 같다 하여 방울토마토라고 불린다. 토마토보다 당도가 좀 더 높으며, 토마토와 같이 숙성채소이다. 토마토보다 먹기에 더 간편하고, 달아서 간식이나 후식용으로 사람들이 즐겨 먹는다.

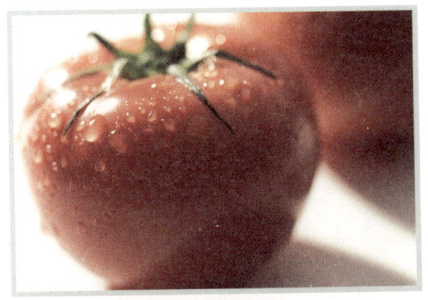

여름에 노란 꽃이 피고, 열매가 열려 익으면 붉은데, 비타민이 많아 널리 식용한다. 토마토

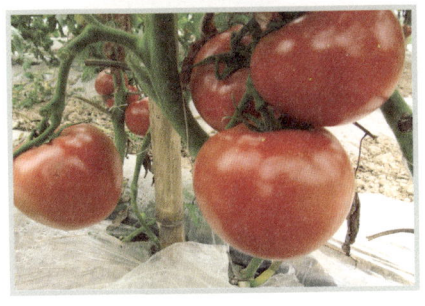

의 특유한 향기는 알데히드, 케톤, 알코올류 등이 혼합된 것이다.

토마토는 95%가 수분이다. 목에 갈증이 날 때, 목 안을 촉촉하게 하고, 혈압을 내리는 작용이 있다. 고혈압, 당뇨병에도 좋다.

토마토는 주로 생식을 하지만 주스로 가공되기도 하고, 토마토케첩, 토마토퓌레 등으로 가공되어 서양요리의 재료로 쓰인다.

부기제거, 관절염에 좋은 수세미

녹색의 줄기는 덩굴성으로 덩굴손이 나와 다른 물체를 감으며 자란다. 숙성한 열매에는 섬유질이 풍부하여, 예전의 농가에서는 수세미를

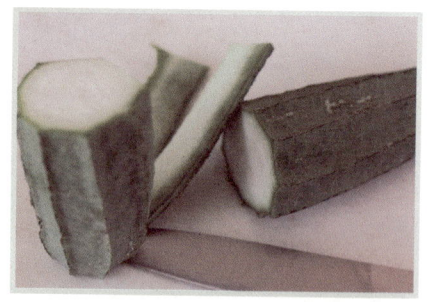

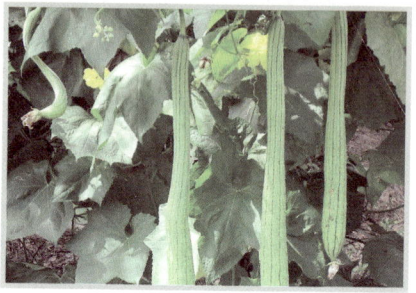

설거지 도구로 사용할 목적으로 많이 재배했다. 욕실에서 사용하는 스폰지 대용으로 쓰기도 했다. 어린 열매는 먹을 수 있다.

과실을 동그랗게 썰어 달여서 마시면 관절염 등에 좋은 약이 된다. 또 여름에서 가을 무렵 지상에서 30~40㎝ 지점쯤에 있는 줄기를 잘라 그것을 병에 넣어두면 뿌리부터 빨아들인 수분이 축적되어 수세미 물을 얻을 수 있다. 이 물이 절반이 될 때까지 달여서 복용하면 부기를 제거하는 데 효과가 있다. 거칠어진 피부에도 좋아서 화장수 대용으로 써도 좋다.

즙으로 마시거나 무치거나 생으로 먹는다.

🧅 당뇨병, 요로결석, 고혈압, 동맥경화에 좋은 옥수수 수염차

옥수수는 쌀, 밀과 함께 세계 3대 주요 곡식의 하나이다. 원산지는 멕시코에서 남아메리카 북부라고 하나 그 원종이 아직까지 명확하지 않다. 하지만 적어도 수천 년 전부터 주요 작물로서 남북 아메리카 대

륙에 걸쳐 널리 재배되었다. 1492년 콜럼버스가 옥수수 재배하는 것을 보고 종자를 에스파냐로 가지고 돌아간 후부터 30년 동안에 전 유럽에 전파되었으며, 그 후 인도나 중국에도 16세기 초에는 널리 퍼졌다. 우리나라에는 16세기에 중국에서 전래된 것으로 알려져 있다. 중국음의 '위수수玉蜀黍[yùshǔshǔ]'에서 유래하여, 우리식 발음인 옥수수가 되었다. 지방에 따라서 강냉이, 강내미, 옥시기 등으로 예부터 불려오고 있다. 알맹이 색은 · 백 · 황 · 자 · 갈색 등 종류가 많다.

　지방함량이 적고 식이섬유소가 많아 다이어트 음식으로 많이 이용되고 있으나 비타민과 무기질, 필수아미노산이 부족하므로 옥수수만 먹는 원푸드다이어트는 바람직하지 않다. 하지만 식이섬유소가 풍부하여 변비에 효과적이다.

　약용으로 쓰는 부위는 수염 부분이다. 한방에서는 이것을 옥미수玉米鬚라고 한다. 수염은 암술대가 길게 실처럼 늘어난 것이며, 다발 형상으로 포엽 끝에서 난다. 이것을 모아 건조시킨 것을 달여 마시면 이뇨, 혈압과 혈당을 내리게 하고, 지혈 작용을 하며, 당뇨병, 요로결석, 고혈압, 코피, 담석, 동맥경화를 예방한다.

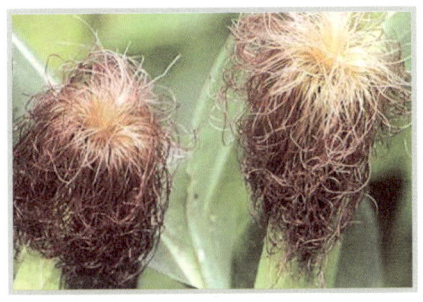

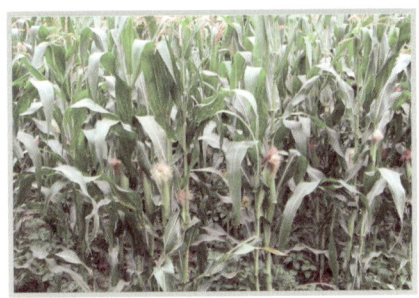

제12장
각종 야채즙의 재료와 복용법

🧅 자주개자리

　자주개자리는 콩과의 여러해살이식물로서 뿌리가 땅 속 깊이 50cm~2.5m까지 내려갈 수 있으므로 여기서 얻을 수 있는 미량의 원소까지도 포함하고 있는데, 특히 칼슘·마그네슘·인·염소·나트륨·칼륨 및 규소 등을 많이 포함하고 있다. 또한 성분의 균형도 잘 잡혀 있다. 이와 같은 원소들은 우리 몸에서 각가지 기관의 적당한 기능을 위하여 모두 필요한 것들이다.

　이 자주개자리의 신선한 잎만을 따서 수프를 만들면 대단히 좋은 수프가 된다.

　신선한 자주개자리를 얻기 어려울 때는 씨를 뿌린 다음, 그 싹을 식사 때 먹으면 된다.

　자주개자리는 동물이나 사람이나 모두를 건강하고 활력 있게 살게 하며, 거의 완전하게 감염을 예방하고 저항력을 길러 주기도 한다.

　그러나 신선한 자주개자리즙은 너무 강하기 때문에 가장 좋은 방법

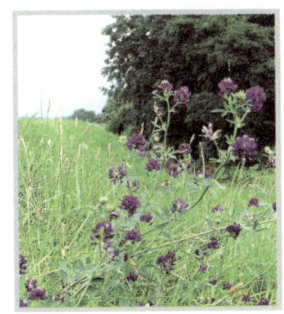 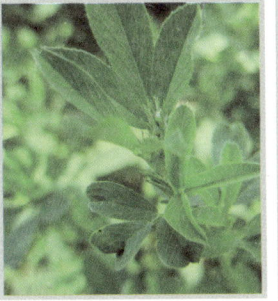 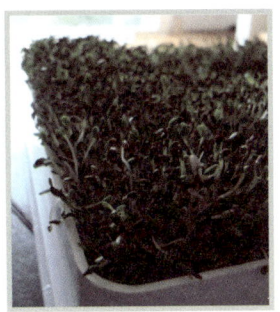

은 당근즙과 함께 마시는 것인데, 이렇게 하면 각각의 장점이 서로 강화된다.

자주개자리즙은 동맥의 장애와 심장에 관한 대부분의 기능불능 등에 탁월한 효과를 가지고 있다.

이러한 효과는 자주개자리에 풍부하게 함유되어 있는 엽록소가 혈액과 심장질환 외에도 호흡곤란과 불쾌감, 특히 부비강과 폐의 장애에 대해 대단히 유효하게 작용하기 때문이다.

우유 · 밀가루 · 곡식류 · 진한 설탕 제품 등을 먹지 않는 엄격한 채식주의자는 위에서 말한 이런 장애에는 걸리지 않는다. 특히 어릴 때부터 이런 음식물을 피하면 그 효과가 더 확실하다. 이것은 결코 광신적인 풍습이나 방법이 아니고, 상식이며 완전히 자연적이고 경험에 의해 의심 없이 증명되어진 사실이다.

중년이 된 다음 이와 같은 채식주의 방침을 선택한 사람도 외과 수술이나 약품을 쓰지 않고 이 같은 병의 증상을 극복할 수가 있다.

아스파라거스

아스파라거스는 백합과의 여러해살이식물로 아스파라긴이라는 알칼로이드가 비교적 많이 포함되어 있다.

알칼로이드란 살아 있는 식물에서 발견되는데, 식물의 활동적인 생명 요소를 포함하고 있다. 이것을 잃어버리면 식물은 자랄 수도 없고, 살 수도 없다. 아스파라거스에는 탄소·수소·질소·산소 등이 포함되어 있다.

아스파라거스를 가열하든지 통조림을 하면, 이 알칼로이드의 가치는 없어진다. 수소와 산소가 날아가고, 알칼로이드가 다른 원소와 결합하여 생긴 천연의 염류는 사실상 없어지고, 그 가치는 파괴되어 버린다.

아스파라거스를 즙으로 섭취를 할 때는, 아스파라거스즙만으로는 신장에 불쾌할 정도로 강한 반응을 나타내므로, 당근즙과 함께 마시면 이뇨제로 좋은 효과를 낸다.

신장의 기능이 불완전할 때나 일반적인 전립선 장애를 조정할 때는

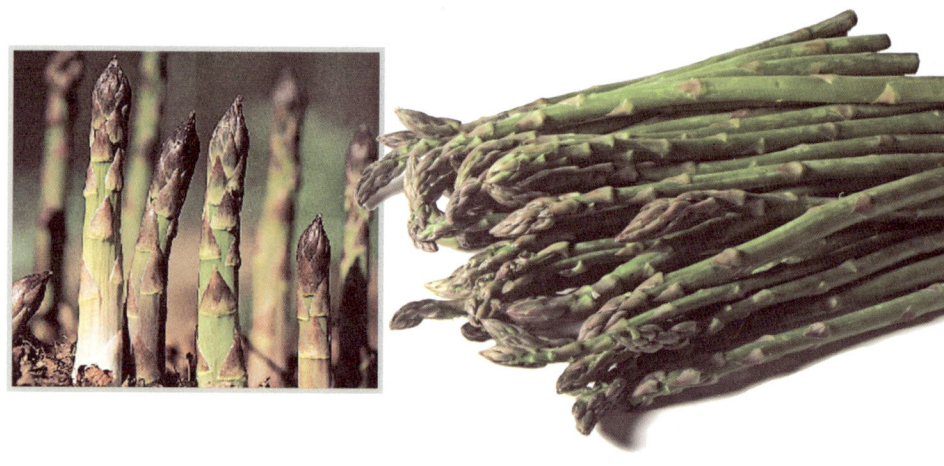

이 아스파라거스즙이 대단히 유효하다.

또한 아스파라거스즙은 신장이나 전 근육계에 옥살산수산의 결정을 파괴시키므로 류머티즘, 신경통 등에 아주 좋다. 류머티즘은 많은 요산을 생성하는 고기류나 육가공제품이 다량의 요산을 만들기 때문에 생기는 병이다.

우리 몸은 고기나 그 제품 같은 소위 '완전한 단백'을 완전히 소화시키고 동화시킬 수 없으므로, 육류를 먹고 생기는 요산의 대부분이 근육 중에 흡수되는 것이다. 따라서 고기를 계속 먹으면 신장이나 다른 배설기관에 큰 부담이 가게 되고, 신장이 과로되어 요산의 배설이 점점 감소되고, 그만큼 근육에 흡수되는 요산의 양이 많게 된다. 그 결과는 류머티즘이라 부르는 고통스런 결과로 찾아온다.

이 상태는 전립선 장애의 원인 중의 하나이기도 하다. 이때는 당근·사탕무·오이로 만든 야채즙에 아스파라거스를 첨가하여 혼합즙을 만들어 마시는 것이 좋다.

사탕무

사탕무는 명아주과에 속하는 식물인데, 사탕무즙은 적혈구를 만들고, 혈액을 조절해 주는 데 가장 좋은 야채즙 중의 하나이다. 특히 부인들은 당근과 사탕무의 혼합즙을 날마다 적어도 2.7리터 마시는 것이 좋다.

사탕무즙을 한 번에 양주잔으로 한 잔 이상 마시면 약간 어지럽고 메

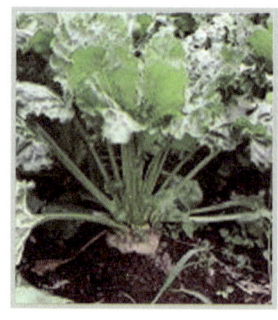 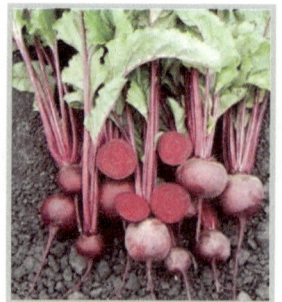 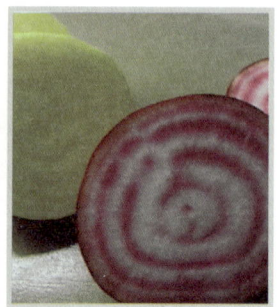

스꺼워질 수가 있는데, 이것은 간장을 깨끗이 씻어 주는 정화작용 때문이다. 이럴 때는, 처음엔 이 유익한 정화작용에 익숙해질 때까지 사탕무즙의 양을 적게 하고 당근즙의 양을 많이 해서 복용한다. 그 후 차차 사탕무즙의 비율을 많게 해 주면 좋게 되는 것이다. 하루 두 번씩 180mL~240mL 가량 마시면 된다.

여성의 월경장애에 대해서도 이 사탕무즙이 대단히 좋다. 월경 기일 중에 한 번에 양주잔으로 한 잔 정도로 하루 2~3번 마시면 효과가 아주 좋다. 또한 폐경기에도 이 사탕무즙이 다른 약이나 합성호르몬제의 변성적 결과보다 훨씬 항구적인 효과가 있다.

사탕무+야자+당근

야자의 과육으로 채취한 순수한 야자유를 첨가해, 사탕무·야자·당근의 혼합즙을 만든다. 이것은 신체를 강하게 만들어 주는 특성이 있을 뿐만 아니라, 신장과 담낭의 정화제로서 더 한층 강력한 성질을 가

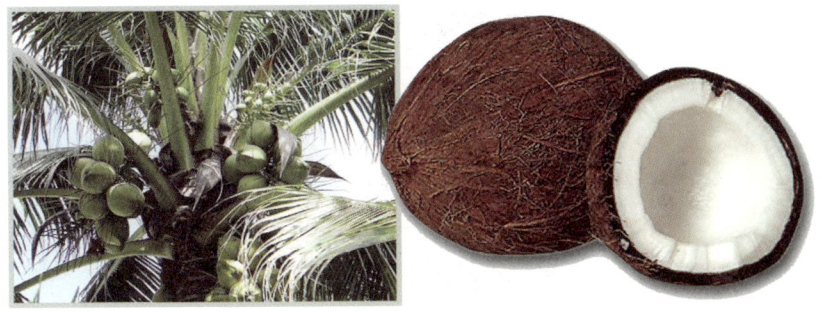

지고 있다. 이 혼합즙은 알칼리 원소인 칼륨·나트륨 및 칼슘·마그네슘·철을 매우 풍부하게 포함하고 있으며, 그 밖에 인·황·규소·염소 등도 충분히 포함하고 있다.

사탕무+오이+당근

담낭이나 신장에 돌이나 모래가 생기는 결석증은, 진한 전분질이나 설탕을 많이 먹고, 무기성의 칼슘이 몸 안에 축적되어서 이것을 배설하는 기능이 불완전해서 생기는 것이다.

우리가 먹은 음식물은 모두 소화기관에서 '소화'되고, 그 중에 포함되었던 원소는 혈액에 의해 간장으로 운반되고, 거기서 다시 화학변화를 일으키게 된다. 진한 밀가루 제품은, 특히 가열하여 그 활력을 죽여 버린 것은, 우리들 몸의 세포와 조직을 재건하기 위해서는 완전히 이용되지 못한다. 음식물에 포함된 원소는 반드시 간장을 통과하지 않으면 안 되는데, 이들 원소 중에는 칼슘이 들어 있다.

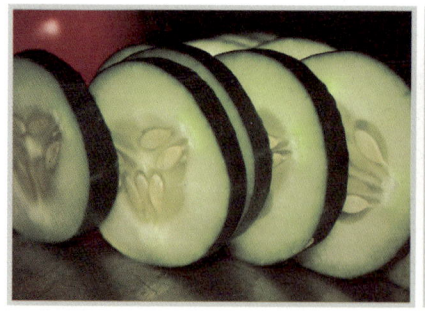
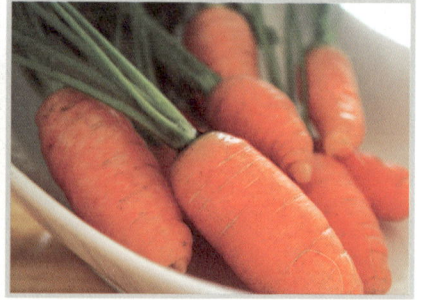

활력 있는 유기성 칼슘은 온 몸에 필요한데, 이런 칼슘은 단지 '물에 녹는' 성질의 칼슘에 국한되어 있다. 그리고 이런 칼슘은 오직 과일이나 야채, 또 그 즙에서만 얻을 수 있다. 그것도 가열하지 않은 생것에서만 얻을 수 있다. 이 유기성 칼슘은 간장을 통해서 세포조직의 형성과정에서 완전히 동화된다.

가열, 농축된 전분이나 설탕에 포함된 칼슘은 모두 무기성 칼슘으로 물에 녹지 않는다. 이 무기성 칼슘은 우리 몸에 들어와도 마치 외부 손님 같아서 몸에 동화되지 않고 혈액이나 림프액에 의해 몸 밖으로 배출된다. 이때 배출되는 데 가장 좋은 장소가 바로 담관인데, 담관은 이 무기 칼슘을 담낭으로 운반한다.

다음으로 배출하는 데 좋은 장소는 혈관의 맹단盲端이라고 부르는 곳인데, 복부에서는 종양을 일으키고, 항문에서는 치질을 일으킨다.

무기성 칼슘 원자가 담낭이나 신장 안에 약간 있을 때는 그렇게 해를 끼치지 않으나 계속적으로 빵·과자, 그 밖의 밀가루 제품을 먹으면 칼슘의 축적이 날로 많아져서, 드디어는 이들 관 안에 돌이나 모래알을 만들게 된다.

이런 퇴적물이나 방해물을 외과 수술로 제거하는 것은 극단인 때를 제외하고는 불필요한 일이며, 바보 같은 일이다.

큰 컵 한 잔의 더운물에, 한 개의 레몬즙을 섞고, 하루 몇 번 마신다. 여기에 당근·사탕무·오이의 혼합즙을 큰 컵 한 잔, 하루 서너 차례 보충적으로 마신다.

이렇게 하면, 담낭과 간장의 모래나 돌은 며칠이나 또는 몇 주일 안에 없어지게 된다.

이와 같이 당근, 사탕무 및 오이의 혼합즙은 담낭·간장·신장 및 전립선과 다른 생식 성선性腺에 대해 아주 좋은 정화 작용과 치료의 수단이 되는 것이다.

그 밖에 주의할 점은 우리가 육식을 할 때는 다량의 요산이 몸에서 생기고, 이것이 신장에서 배설되지 않아 신장에 결정적인 부담을 주며, 몸의 다른 부분에도 영향을 준다는 것이다.

이런 점에서도 이 야채즙은 몸을 정화시키는 데 귀중한 것이다. 야채즙을 마실 때는 적어도 얼마 동안은 몸을 바르게 조정하기 위해서, 고기나 진한 전분과 설탕을 먹지 않는 것이 좋다.

양배추

양배추는 겨자과에 속하는 식물이다. 십이지장궤양은 양배추즙을 마시면 이상하게도 좋아진다. 단지 한 가지 결점은 가끔 가스가 많이 생기는 것이다.

양배추즙은 우리 몸의 정화와 환원에 대해 놀랄 만한 특성을 가지고

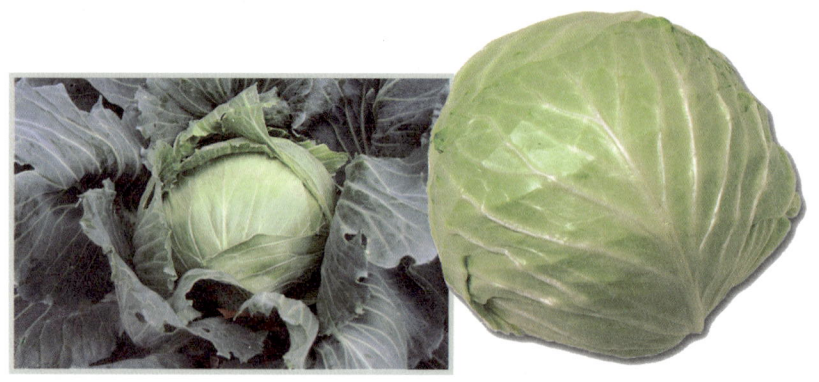

있다. 즙을 마신 다음, 배에 가스가 생기므로 때로는 불쾌한 감이 있지만 이것은 장내에 끼어 있는 찌꺼기의 부패산물이 양배추즙에 의해 분해되어 화학반응으로 가스가 생기는 까닭이다.

양배추의 가장 귀중한 성분은 황과 염소이고, 요오드도 상당량 포함하고 있다. 황과 염소의 조합은 위장의 점막을 정화시켜 주는 힘을 가졌다.

양배추즙을 마시든지 또는 다른 생야채즙을 섞어서 마시든지 아무튼 야채즙을 마신 다음, 장내에 가스가 많이 생기든지 또는 다른 고통감을 느낄 때는 장관腸管이 이상 상태에 있다는 것을 알아야 한다. 이럴 때는 양배추즙을 많이 마시기 전에 당근즙이나 당근과 시금치의 혼합즙을 2~3주일 날마다 마시고, 관장으로 장을 충분히 소제해 주는 것이 좋다. 양배추즙이 장에 동화되면 정화제로써, 특히 비만증에 대단히 좋다.

양배추즙은 생당근즙과 혼합해 주면 정화제로써 비타민C의 좋은 공급원이 된다. 잇몸 염증에 특히 좋다. 그러나 양배추를 높은 온도에서 조리하든지 건조시키든지 하면, 비타민·광물질·염류의 효과는 파괴

된다.

 양배추즙은 궤양과 변비를 치료할 수 있는 탁월한 효과를 가지고 있다. 변비는 피부에 여러 가지 이상한 것을 돋게 하는 원인이 되는데, 양배추즙을 적당히 마시면 이런 것이 모두 없어지고 깨끗한 피부가 될 수 있다.

 양배추나 그 즙에 소금이나 초를 첨가하는 것은 그 가치를 파괴시킬 뿐만 아니라 도리어 해가 된다.

🥕 당근

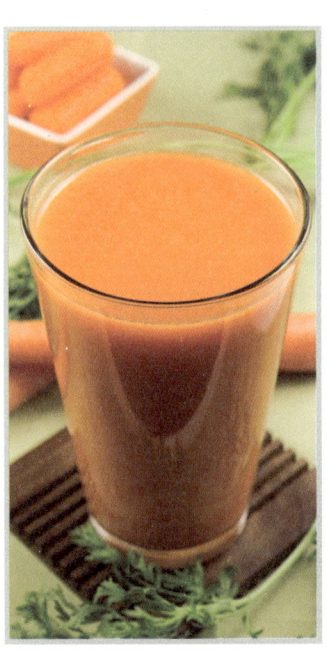

 생당근즙은 각기 사람의 상태가 다를지라도 하루에 상당히 많은 양을 마셔도 좋다. 당근즙은 몸에서 곧 동화될 수 있는 비타민A의 풍부한 자원이며, 비타민 B·C·D·E·G 및 K도 풍부하게 가지고 있다.

 이것은 식욕을 증진시켜 주며 소화도 돕고, 골질을 만들 때도 대단히 중요한 구실을 한다.

 또한 당근즙은 궤양과 암의 상태를 자연히 해소해 주고, 여러 가지의 감염에 대해 저항력을 높여 준다. 눈·편도선 및 인후와 호흡기 등의 일반 감염을 방지해 주고, 신경계도 보호해 주며, 체력과 활력을 증진시키는 데는 이보다 더 좋은 것이 없다.

　장과 간장의 병은 당근즙에 포함된 어떤 종류의 원소가 몸에 결핍될 때 일어날 수도 있다. 이때는 당근즙을 마심으로써 간장의 정화가 현저하게 진행되어, 간장 안에 남아 있던 오물이 녹아 버리게 된다. 이 물질이 대량 녹아내리게 되면, 장관과 요로가 이 오물을 처리할 수 없게 되어, 때로는 피부 구멍을 통하여 몸 밖으로 배설시키게 되는데, 이렇게 림프계를 관통하게 되는 것도 자연적인 현상이므로 걱정할 일은 아니다.

　이런 물질은 뚜렷한 오렌지 색깔이나 누런 색깔의 색소를 가지고 있어서 몸 밖으로 배설되는 도중에 피부의 빛깔을 변색시킬 때가 있다. 만일 당근즙이나 다른 야채즙을 마신 다음, 피부에 이 같은 변색이 생기면 간장이 필요한 정화작용을 하고 있다는 증거이다.

　피부에 어떤 색깔이 생겼다고 당황하는 것보다 간장의 기능이 야채즙을 마신 까닭에 다시 좋아지게 되는 것에 감사하지 않으면 안 될 일이다.

　신선하고 청결한 생당근으로 만든 당근즙에는 유기성 알칼리 원소인 칼륨과 나트륨이 많이 포함되어 있다. 또한 칼슘·마그네슘·철도 풍부하게 포함되어 있다. 한 쪽으로 살아 있는 유기성 원소의 인·황·규소·염소 등이 이를 금속 원소와 완전히 균형을 유지하면서 우리 몸의 작용, 반작용을 지지하고 있다.

　당근즙은 전신의 영양이 되고, 균형을 유지하며, 체중을 정상화시킬 수 있는 여러 가지 원소로 조합된 것이다.

미국 해군 학교의 비행사로 입학 지원을 하고, 시력 부족으로 제1차 신체검사에서 낙제한 많은 청년들이 당근즙을 날마다 마시고, 몇 주일 후에 재검사에 합격한 사실은 당근이 시력 계통에도 대단히 좋다는 것을 증명해 준다.

셀러리

셀러리는 미나리과에 속하는 식물이다. 셀러리의 가장 귀한 점은 활성 있는 유기성 나트륨을 아주 많이 포함하고 있다는 것이다. 나트륨의 화학적 성분의 하나는 칼슘을 용액상태로 유지할 수 있는 것인데, 셀러리는 이 작용에 아주 중요한 구실을 한다.

생셀러리는 살아 있는 유기나트륨을 칼슘보다 4배 이상이나 포함하

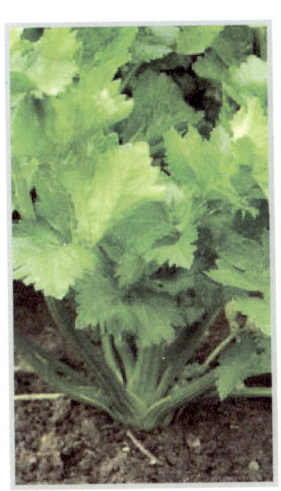
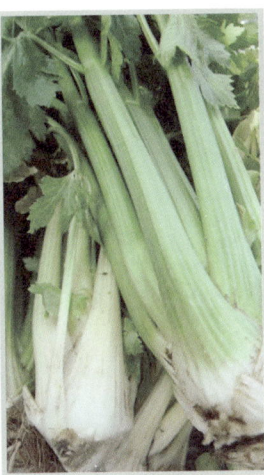
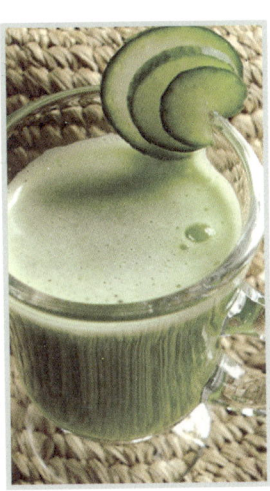

고 있다. 그러므로 진한 설탕과 전분을 자기 생애를 통해서 계속 섭취하고 있는 사람들에게 이 셀러리즙은 가장 귀중한 것 중의 하나이다.

빵·비스킷·과자·도넛·스파게티 등 밀가루로 된 모든 식품은 진한 전분으로 분류된다. 백설탕, 황설탕 그 밖에 정제한 어떤 종류의 설탕과 설탕을 조금이라도 포함한 식품류·청량음료·아이스크림 등은 진한 탄수화물로 분류된다.

우리의 경험에 의하면 이 같은 식품은 파괴적이라는 것을 잘 알고 있다. 이 같은 음식물을 계속 섭취하면, 영양부족으로 각가지 병의 원인이 된다는 것을 알고 있다.

진한 전분과 설탕류는 '문명'이 만들어 주는 음식물 중 가장 파괴적인 것의 하나라는 것은 의심할 여지도 없다.

부자연한 식품을 섭취한 결과로, 청년기를 지나면 곧 신체는 변성을 일으켜, 생명의 불꽃이 꺼져 가게 된다는 것은 더 말할 필요도 없다.

셀러리와 다른 야채와의 혼합즙은 더 좋은데, 몸의 결핍증이나 다른 병상을 해소시키는 데 대단히 좋다. 몇 개의 야채즙을 혼합하면, 그 야채즙 단독 때보다는 전혀 다른 처방을 얻을 수 있다. 이 야채즙의 혼합과 처방 효과의 발견이야말로, 요람 때부터 묘지까지, 병이 있는 사람에게 대해서 말할 수 없는 이익을 주는 것이다.

신경의 변성 때문에 생기는 신경장애 때는, 당근과 셀러리의 혼합즙을 많이 복용하면 정상 상태로 돌아가며 장애를 경감하고 제거할 수 있다.

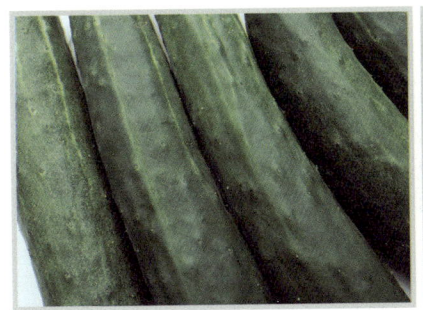
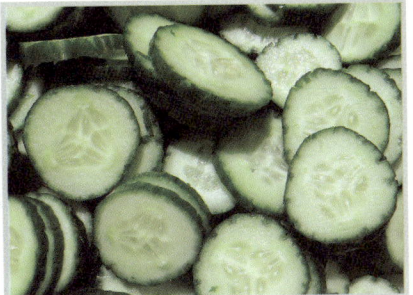

 오이

　오이는 박과에 속하는 일년초이다. 오이는 오줌의 배설을 촉진시켜 주는 자연 이뇨제로 잘 알려진 식품이다. 또한 이뇨의 효과뿐만 아니라, 규소와 황을 많이 포함하고 있는 당근·상추·시금치와 혼합했을 때에는 머리털의 성장을 촉진시키는 것 등 많은 효과를 볼 수 있다.

　당근즙에 오이즙을 혼합하면, 몸 안에서 요산 과잉 축적 때문에 생기는 류머티즘성의 모든 병에 아주 좋은 효과를 볼 수 있는 것이다. 이런 조합에 약간의 사탕무즙을 첨가해 주면 이것은 몸 전체의 재생과정을 빠르게 해 줄 수 있다.

　오이즙은 칼륨을 많이 포함하고 있으므로 고혈압이나 저혈압증에도 대단히 좋다. 또한 치조농루 같은 잇몸병에도 큰 효과가 있다.

　우리 손톱이나 털은 오이즙에 포함된 원소의 조합을 특히 필요로 한다. 오이즙을 마시면 손톱이 갈라지든지 털이 빠지는 것 등을 방지할 수 있다. 오이즙에 당근과 상추즙을 혼합한 것은 각가지 피부발진에 효과가 있으며 때로는 자주개자리즙을 첨가하면 그 효과가 더 빨라진다.

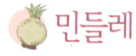 민들레

　민들레는 국화과에 속하는 여러해살이 식물이다. 이 민들레즙은 가장 고귀한 강장제의 하나이며, 위산과다증을 고쳐 준다. 민들레는 칼륨·칼슘·나트륨을 굉장히 많이 가지고 있는데, 마그네슘과 철도 상당히 포함된 식품이다.

　마그네슘은 골격을 튼튼하게 하여, 뼈의 연화증을 방지해 주는 데는 없어서 안 될 귀중한 원소이다. 임신 중에 활성 있는 유기성의 마그네슘과 칼슘이 많이 들어 있는 음식물을 섭취하면 출산 후 이가 빠진다든지, 약해진다든지 하는 일이 없고, 아기들의 뼈도 강건하게 해 준다.

　칼슘·철·황과 적당히 조합된 활성 있는 유기성의 마그네슘은 혈액 성분을 만드는 데 대단히 필요하다. 이 같은 마그네슘은 굉장한 활성을 가지고 있어서 몸세포, 특히 폐와 신경 계통의 조직을 만들어 주는 성분이다.

　활성 있는 유기성의 마그네슘은 살아 있는 신선한 식물에서만 얻을 수 있는데, 이것도 신선하고 생것이라야만 한다. 이것을 인조의 마그

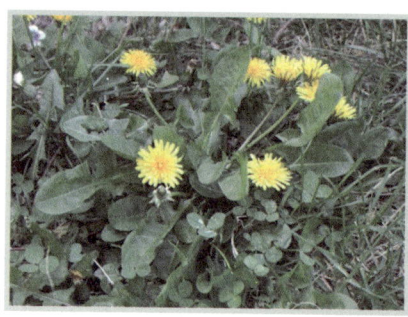 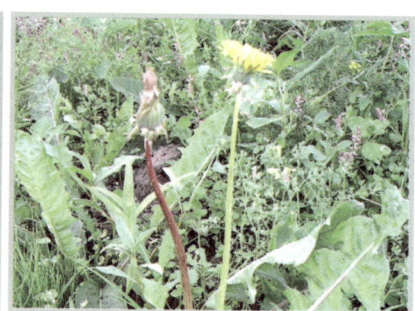

네슘 제제製劑 의약품과 혼동해서는 안 된다. 이런 제제는 무기성의 광물질로서 우리 몸의 건강 기능을 도리어 해치게 된다.

모든 화학적인 마그네슘 제제는, 그것이 가루이든, 소위 젖 같은 유제로 되었든, 이런 것을 섭취하면 몸 안에 무기성 산물의 축적을 가져오게 마련이다. 이런 것이 다소나마 즉효성의 효과를 가지고 있을는지 모르나, 이것은 일시적인 것에 지나지 않는다.

민들레의 뿌리와 잎으로 만든 즙을 당근이나 순무잎의 야채즙과 혼합해 주면 척추나 그 밖의 뼈 질환의 치료에 아주 좋다.

쓴상추

쓴상추는 상추와 비슷한 꼬불꼬불한 야채인데 치커리라고도 부른다. 쓴상추에는 우리 시력계의 신경이 필요로 하는 성분이 많이 들어 있다.

쓴상추즙에 당근, 셀러리, 파슬리 등의 야채즙을 첨가해 주면 시신경

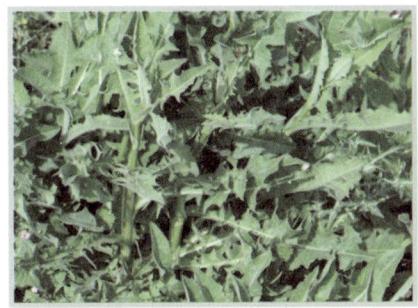 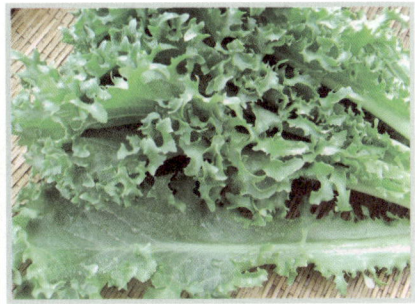

과 눈의 근육계에 좋은 영양을 줄 수 있으며, 시력장애에 깜짝 놀랄 수 있을 정도의 효력을 볼 수 있다. 이 혼합즙을 하루 0.94리터를 마시면, 안질병이 몇 달 사이에 없어지며, 시력을 회복할 수 있고 안경이 필요 없게 된다.

쓴상추를 셀러리나 파슬리와 조합하면, 빈혈과 심장 장애에 대해 대단히 좋다. 조혈제로써도 아주 좋으며, 비장의 장애에도 굉장히 좋다.

그리고 쓴상추는 거의 모든 야채즙과 혼합해도, 담즙의 분비를 촉진시켜 준다. 따라서 간장이나 담낭의 기능 장애에 대단한 효과가 있다.

회향

회향은 미나리과에 속하는 2년초로 두 가지 종류가 있는데, 그 하나는 보통 밭에서 자라는 단맛을 가진 회향이며, 일반적으로 약으로 많이 쓴다.

또 하나는 플로렌스 회향으로 이탈리아나 그 밖의 라틴 여러 나라에

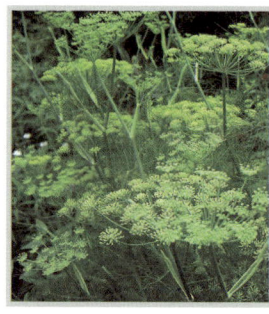
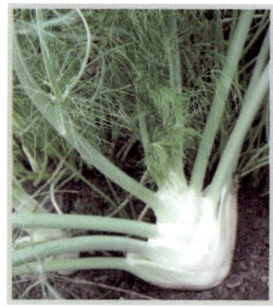
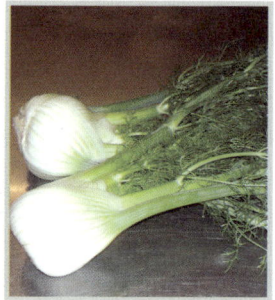

서 널리 쓰이고 있다. 전자는 주로 약초 부류로서, 약초 전문가의 지도가 없으면 야채즙으로 쓰기에는 부적당하다.

그러나 후자는 좋은 야채즙을 만들 수 있는데, 회향즙은 셀러리즙보다 좀 더 달고 좋은 향내를 가졌다.

회향즙은 극히 귀중한 조혈제로서 월경불순에 특히 그 효과가 굉장하다. 이때는 단독으로 써도 좋고, 여기에 당근, 사탕무즙을 혼합해도 좋다.

뚱딴지 돼지감자

뚱딴지는 국화과에 속하는 여러해살이 풀이다. 뚱딴지는 빻아서 압축하면 즙을 얻을 수 있다. 이 즙에는 알칼리성 광물질이 많이 포함되어 있으며, 특히 칼륨을 많이 가지고 있다.

또한 뚱딴지에는 이누라아제라는 효소와 다량의 이누린이 포함되어 있다. 이누린은 일종의 전분인데, 이누라아제라는 효소로써 과당으로

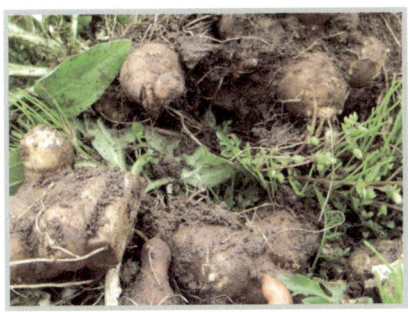 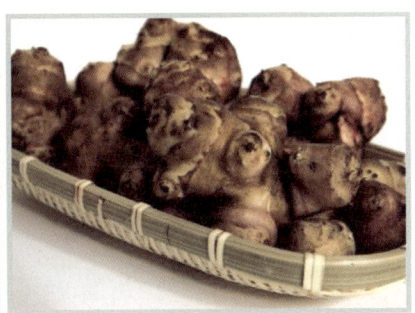

변한다. 그러므로 당뇨병 환자도 그 구근을 마음 놓고 먹을 수 있다. 이 뚱딴지즙은 그대로 마셔도 좋고, 당근즙과 섞어서 마셔도 대단히 유익하다.

🧅 해조류 분말가루

수백만 년을 지나는 동안, 세상의 모든 흙층이 비에 씻겨 내려가 바다 밑에 쌓였다. 그러므로 바다 밑바닥은 세상에서 가장 비옥한 땅이다.

그러므로 그 바다 밑바닥에서 자라는 해조류는 가장 영양가 있는 식품의 하나다. 해조류의 뿌리는 바다 깊숙이 2만~3만 피트까지에도 있을 수 있으며, 햇볕과 효소의 작용으로 자라서 잎과 결절結節을 만들어 준다.

어떤 모양의 해조류든지, 이것은 요오드를 얻는 가장 좋은 자원이며, 우리가 일상 먹는 야채에서 쉽게 얻을 수 없는 광물성 원소를 많이 가지고 있다.

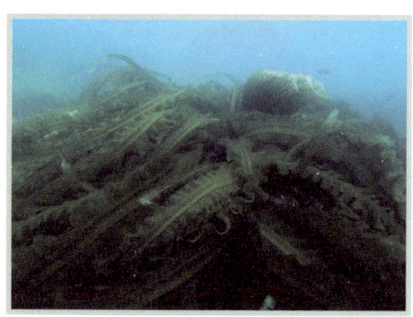 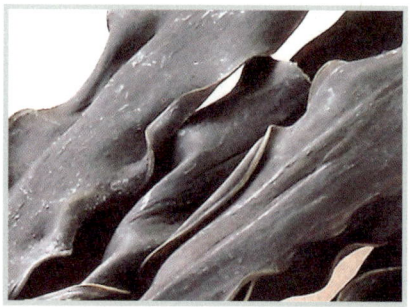

자연에 있는 59종 이상의 원소들이 바닷물에 있다는 사실을 보면 바다 식품이 우리들의 영양에 얼마나 좋은가를 알 수 있다.

그러므로 우리들이 행복하게 살기 위해서는 야채나 과일에서 얻을 수 없는 미량의 원소를 풍부히 가지고 있는 해조류를 보조식품으로 섭취해야 한다.

해조류를 많이 섭취하면 내분비계, 특히 갑상선에 아주 좋다.

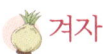 겨자

겨자는 겨자과에 속하는 일년 또는 이년생 풀로, 겨자잎은 샐러드에 넣어 주면 대단히 유효하다. 그러나 겨자유를 많이 포함하고 있기 때문에 잎을 즙으로 만든 것은 소화기관이나 신장을 몹시 자극한다.

그러나 겨자잎즙은 단독으로는 해로운 점이 많지만, 당근·시금치·양배추즙과 혼합해 쓰면 치질에 특효가 있다.

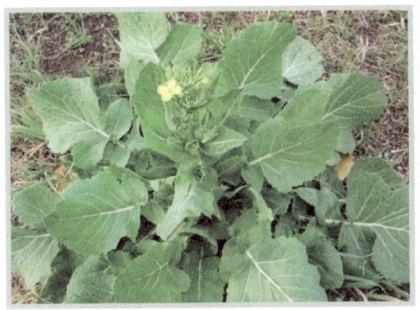 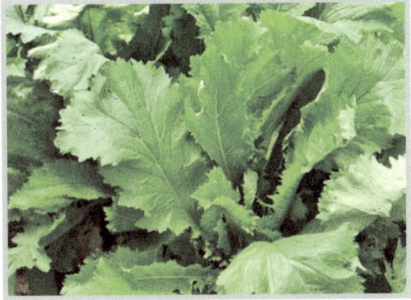

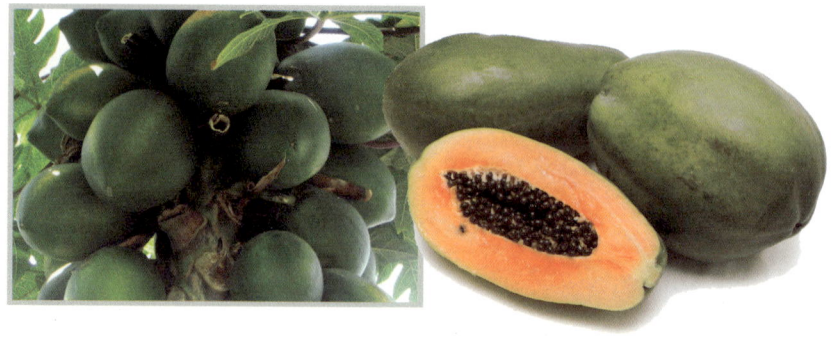

파파야

　파파야는 과일이고, 야채는 아니지만 훌륭한 치료제가 된다. 비교적 최근까지, 이 과일은 실제로 북반구에서는 볼 수 없는 열대 과일이었다.

　우리들의 주의를 끄는 것은 이 과일 속에 들어 있는 '파파인' 이라는 물질인데, 이것이 우리 몸의 소화과정에서, 펩프신과 거의 같은 소화력을 가졌다는 사실이다. 또한 이것은 피브린을 포함하고 있는데, 이것은 사람이나 동물 이외 것에서는 좀처럼 발견되지 않는 것인데, 위액과 취액으로 쉽게 소화되고, 몸 내외의 혈액 응고에 특히 유효하다.

　덜 익은 녹색 파파야는 익은 것보다 훨씬 더 많은 파파인 효소를 가졌는데, 이 활성도는 익어 가는 과정에서 확실히 없어진다.

　녹색의 파파야즙은 궤양과 위장 장애가 아주 심한 데에 효과가 좋은데, 믿지 못할 만큼 빠른 시간에 완쾌될 수 있다.

　그리고 녹색 파파야를 껍질째로 빻은 펄프를 파상풍에 습포제로 붙여 두면 그 다음날이면 거의 상처의 흔적도 없이 좋아지는 것을 볼 수 있다. 또한 기계 같은 것에 찧은 손가락에 발라 두면 2~3일 내로 그 손가락을 쓸 수 있게 된다.

녹색 파파야나 잘 익은 파파야로 즙을 만들어 마시면 몸의 거의 모든 장애를 고칠 수 있다. 우리 몸의 병이나 외상에 대해서 응급조치의 가장 쉬운 방법으로 자연은 우리에게 이 과일을 준 것이다.

파슬리

파슬리는 하나의 약초이다. 파슬리즙은 야채즙 중에서 가장 강력한 것 중의 하나이다. 이것은 당근·셀러리·상추·시금치 등과 같은 다른 야채즙에 충분한 양을 섞지 않고, 이 즙만을 한 번에 36.7g 이상을 마시면 안 된다.

혼합할 때에도 다른 야채즙에 비해서 그 비율을 많이 하지 않는 것이 좋다. 파슬리즙은 부신과 갑상선의 활동에 유효하며, 산소의 대사에 없어서는 안 되는 특성을 가지고 있다. 파슬리에 포함된 원소류는 적

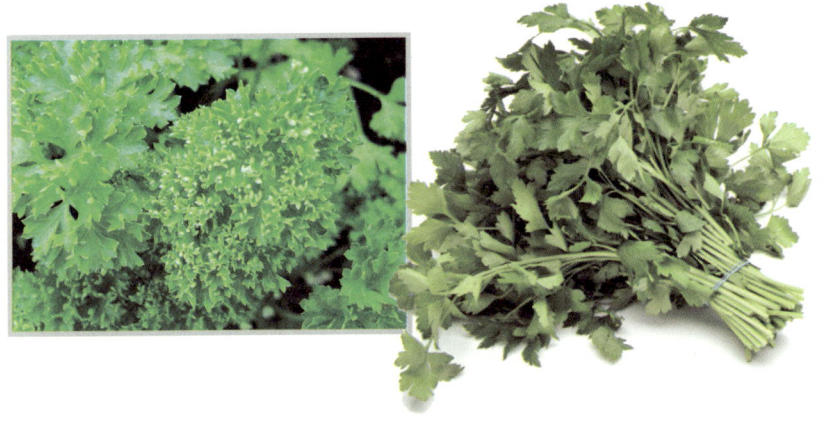

당한 비율로 되어 있어서, 혈관, 특히 모세혈관과 동맥을 건강한 상태로 해 준다.

이것은 비뇨 생식기에도 유효한 식품이며, 신장결석·방광결석·신장염 등 신장 장애에도 효력이 크다. 또한 부종에도 몹시 좋은 효과를 가졌다. 또한 파슬리는 눈과 시신경에 대한 각가지 병에 유효하다. 시력의 약화, 각막 궤양, 백내장, 결막염, 각종 안질 등에 당근즙이나 셀러리, 쓴상추의 혼합즙을 사용하면 아주 효과가 좋다.

그런데 생파슬리즙은 너무 진하면 신경계의 부조화를 일으킬 염려가 있으므로 이것만 마시지 말고, 다른 야채즙과 적당히 혼합하여 마시면 대단히 효과가 좋다.

엄격히 말해서 파슬리는 약초류에 속한다. 대단히 효과가 있는 것도 이 때문이다. 특히 사탕무즙이나 사탕무·당근·오이의 혼합즙과 섞어 마시면 월경을 촉진시켜 주기도 한다. 날마다의 식생활에서 진한 전분이나 설탕을 사용한 음식물을 먹지 말고, 이런 야채즙을 규칙적으로 섭취하면 생리통에서 오는 경련을 완치할 수 있는 특효가 있다.

 피망

피망은 손톱과 털에 필요한 규소를 많이 포함하고 있다. 눈물선이나 땀선에도 이 즙이 대단히 좋다.

그리고 피망즙에 당근즙을 혼합한 즙은 피부에 대단히 유효하다.

소화기관 안에 가스가 생기든지, 방귀가 잘 나오지 않든지, 헛배가

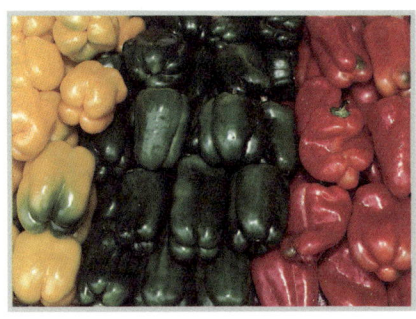 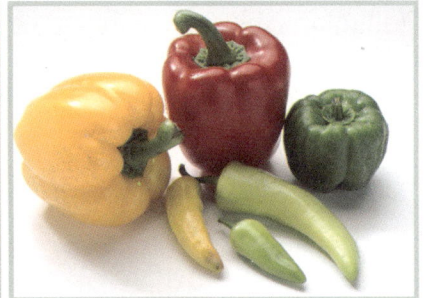

부르든지, 복통 등으로 고생하는 사람은 피망즙에 당근과 시금치의 야채즙을 섞어서 마시면 그 효과가 대단히 좋다.

🧅 감자와 고구마

생감자는 삶으면 전분으로 변하고, 쉽게 소화되는 자연당분을 포함하고 있다. 감자는 성병 환자나 음란적인 경향에 고생하는 사람에게는 좋지 않다. 삶은 고기와 감자의 조합은 감자 중의 독인 솔라닌독을 더 강하게 하는데, 이 독은 녹색 감자에 더 많이 포함되어 있다. 이 솔라닌독은 성기性器를 지배하는 신경에 매우 유효하다. 육식 때문에 생기는 요산의 결정과 같이 성기에 과도한 자극을 주기도 한다.

그러나 감자의 생즙은 피부 정화에 대단히 좋다. 이 정화력은 감자 중에 포함된 칼륨·황·인·염소의 양이 많은데 기인하고 있다. 이들 원소는 감자가 생감자로서 활성 있는 유기성 원소 상태에서만 가치가 있다. 감자를 삶으면 유기성 원소는 무기성으로 변화되므로 건설적인

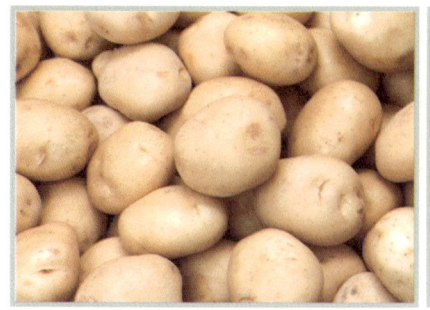 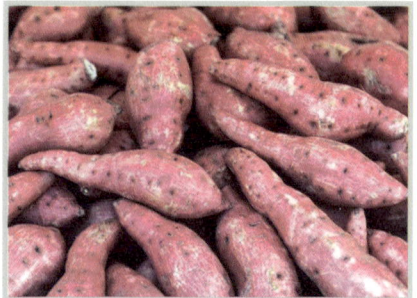

목적에는 아무 소용 없게 되며, 쓰여지더라도 극히 조금밖에 쓰여지지 않는다. 신선한 생감자는 맛이 좋고, 많은 사람들이 좋아하며 실제로 좋은 식품이다.

  감자의 생즙은 우리 몸의 정화제로 쓰여지며, 당근즙과 조합하면 그 효과가 특히 더 좋다. 당근과 셀러리 야채즙을 감자와 혼합한 야채즙은 위나 신경통과 통풍, 좌골신경통과 같은 근육의 장애에 대해 효과가 아주 좋다. 이때에는 이 혼합즙 0.47g리터를 당근·사탕무·오이즙을 섞어, 날마다 마시면 아주 빠른 시일에 완전히 치유할 수 있다. 단지 이때 고기·생선·가금류 등은 절대로 먹지 말아야 한다.

  고구마는 식물학적으로는 감자와는 아무 관계도 없다. 고구마는 감자보다 자연 당분인 탄수화물을 더 많이 가지고 있으며, 칼슘은 3배, 나트륨은 2배, 규소는 2배 이상, 염소는 4배 이상 포함되어 있다.

  그러므로 고구마즙은 감자즙보다 한층 더 일반적인 효과가 크다. 그러나 고구마를 고를 때, 흠이 있다든지 상한 곳이 있는 것은 썩기 쉽고, 곧 전부가 썩게 되므로 주의해야 한다. 여기에 비해 감자는 아무렇게나 취급해도 쉽게 상하지 않는다.

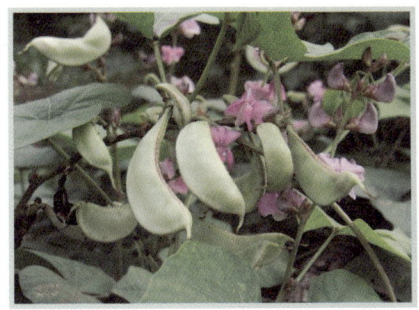
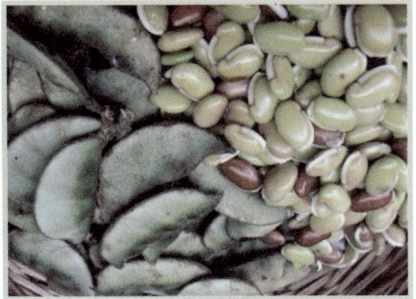

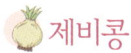 제비콩

　제비콩즙은 당뇨병 환자에게 대단히 좋다. 당뇨병은 진한 전분과 설탕을 너무 많이 섭취한 까닭에 일어나는 식이성 병으로써 고기를 먹으면 더 한층 나빠진다.

　당뇨병은 유전적인 질병은 아니지만, 진한 탄수화물을 과량 섭취하는 것 같은 유전적 식습관으로 일어난다. 아기를 기를 때, 조리한 밀가루와 곡식류의 무기성 제품이나 살균하든지 가열한 우유로 기르면 성장한 다음 당뇨병에 걸리게 되는 원인이 된다.

　인슐린은 천연의 당류를 적절히 이용할 수 있게 해 주는 췌장의 분비액인데, 천연의 당류는 우리 몸이 활동하는 데 필요한 에너지이다.

　이 에너지의 원동력은 생야채와 과일 등이 풍부하게 공급해 주는 천연의 활성 있는 유기성 당류이다.

　전분이나 제조된 설탕은 그대로는 이용되지 않고 이것을 일단 간단한 '단당류'로 변화시키지 않으면 안 된다. 전분은 무기성 제품인데, 몸에서 변환되어도 역시 무기성이다. 무기성의 원소는 생명도 활성도 없다. 따라서 췌장은 이 재변환 과정에서 시간 외 노동을 한 결과 조금도 몸의 재생이나 건강에 도움이 되지 않은 생명 없는 원자만을 받게 된다. 이 결과가 당뇨병인 것이다.

당뇨병 환자는 여분의 지방 조직을 축적하고 있는 것을 볼 수 있는데, 이것은 잘못된 무기성 인슐린의 자극의 결과이며, 노폐물을 태워 버리지 못할 뿐만 아니라, 도리어 그 축적을 도와주는 일을 하고 있다.

제비콩을 야채즙으로 만들어 마시면 소화작용을 하는 췌장기능에 천연의 인슐린 성분을 줄 수 있다.

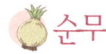
순무

순무잎의 즙은 야채 중 가장 많이 칼슘을 포함하고 있다.

그러므로 순무잎즙은 아기들의 성장에, 그 밖의 뼈의 연화증에 가장 좋은 식품이다. 순무잎즙에 당근과 민들레 야채즙을 혼합한 것은 온몸의 골격 계통을 강화시키며, 이도 강하게 하는 데 가장 좋은 식품이

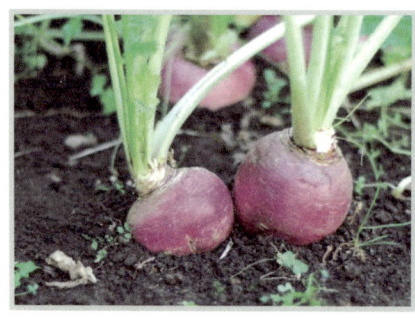
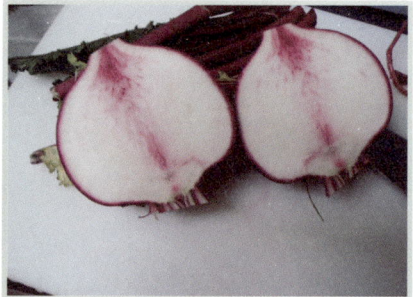

다. 민들레에는 마그네슘의 함유량이 가장 많고, 순무잎의 칼슘과 당근의 칼슘과 모두 합쳐서, 뼈의 구조에 강한 힘을 주는 것이다.

순무잎은 또한 칼륨의 함유량도 굉장히 많다. 그러므로 특히 당근과 셀러리 야채즙과 섞으면 강한 알칼리성 식품이 된다. 따라서 이것은 위산과다증에 아주 유효하다. 순무잎은 또한 철과 나트륨도 많이 가지고 있다.

이상하게 들리겠지만 살균한 우유를 마시면 칼슘의 부족을 가져온다. 또한 진한 밀가루와 설탕제품을 항상 섭취하면 칼슘의 결핍이 생긴다. 이런 식품 중의 칼슘은 모두 무기성이며, 시멘트를 만드는 석회와 같은 것이다.

몸의 세포와 조직은 이런 종류의 무기성 칼슘을 좋은 목적으로 늘 사용할 수 없다.

부록

야채의 주요 영양성분 해설 및 특성

🍄 게르마늄 germanium

게르마늄에는 유기게르마늄과 무기게르마늄(흡수되지 않고 배설된다)이 있다. 체내의 산소를 풍부하게 하는 작용과 혈액 정화작용이 있다.

혈관벽에 부착한 콜레스테롤에 게르마늄의 침투압이 작용하면 콜레스테롤 중합체를 유동성 알코올 화합물로 분해하여 혈관벽으로부터 떼낸 다음 신장을 통해서 몸 밖으로 배출한다.

이로 인해 혈행이 촉진되어 혈액순환이 좋아지고 노화방지에도 효과가 있다.

비교적 게르마늄을 많이 함유한 식품으로는 마늘, 인삼, 참마뿌리, 컴프리, 구기자, 덩굴차 등이 있다.

🍄 구연산 Citric-Acid

우리가 섭취한 음식물 중 주로 탄수화물이나 지방은 소화 흡수되어 초성포도산 Pyruvic Acid이 도중에 만들어지는데, 이 초성포도산이 원활하게 돌아가면 구연산으로 바뀐다. 그리고 구연산을 기점으로 여러 가지 산으로 바뀌면서 회전하고 물과 탄산가스로 분해된다. 이때 발생하는 열량은 사람의 활동에 이용되는 것이다. 구연산은 사과산, 호박산, 주석산 등 유기산의 일종으로 매실에 가장 많이 들어 있다.

➡ 첫째 효능으로는 다음과 같다.

피로 회복에 효과가 있다. 인간의 에너지원은 탄수화물, 단백질, 지방 등의 영양소인데 구연산은 이 영양소들을 체내에서 에너지로 변화시킨다. 이 과정이 원활하게 이루어지지 못할 때 유산이라는 유독의 산이 생기는데 이것이 근육 내에서 단백질과 결합하여 유산단백질이 된다. 유산단백질이 축적되면 근육경련, 어깨 결림, 목이 뻐근하며 발목에 힘이 빠지는 증상이 나타나게 된다. 구연산은 유산발생을 억제하는 작용이 있으므로 피로회복에 효과를 나타낸다.

➡ 둘째 효능으로 다음과 같다.

해독작용과 강한 살균작용이 있어 식중독이 생겼을 때 복용하면 좋은 효과가 있다.

🍄 나트륨

소금의 주성분으로 생리적으로 매우 중요한 것이다. 우리 체내의 혈액, 임파액 등에 많으며 세포조직의 삼투압 조절, 체액의 산, 알칼리 평형 유지에 작용하는데 특히 신경의 흥분성을 억제하는 작용이 있다.

그런데 이 나트륨은 고구마에 많이 들어 있는 칼리성분을 만나면 몸 밖으로 빠져 나가는 성질을 가지고 있다.

🍄 단백질 蛋白質

단백질이란 말은 독일어 아이바이스 EiWeiss에서 유래된 것인데, 달걀흰자위라는 뜻으로 단백질을 최초로 밝혀낸 뮬더 박사가 붙인 이름이다.

단백질은 생물세포를 형성하는 주요 물질로서 혈액, 근육, 피부, 골수, 각질, 힘줄, 손톱 등에 절대 필요한 영양소이다.

단백질은 20종의 아미노산으로 되어 있는데, 로이신, 이솔로이신, 리진, 메티오닌, 페닐알라닌, 프레오닌, 트립토판, 발린 등 8종류는 필수아미노산이며 히스타민, 아르기닌, 글루타민, 아스파라긴, 글리신, 알라닌, 프롤린, 셀린, 티토신, 시스틴, 글루타민산, 아스파라긴산 등 12종으로 이루어져 있다.

필수 아미노산은 체내에서 합성할 수 없기 때문에 체외에서 섭취해야 하는데 이때 섭취량이 부족하거나 나쁜 단백질을 먹게 되면 성 의

욕이 감퇴되거나 정액량의 감소가 나타나며 월경 중지나 불순으로 나타난다. 난소나 고환이 위축되기도 한다.

  단백질의 종류로는 세 가지가 있는데 카제인Kasein, 알부민Albumin, 글로블린Globulin 이다.

레시틴Lecithin

  지방脂肪에 인산과 콜린이 결정한 물질로 인지질燐脂質이라고도 하는데 대뇌와 신경에 많이 함유되어 각조직의 세포막을 구성하는 필수 지방산의 원천이다.

  1. 레시틴의 생리작용
  ① 지발질의 유화乳化 : 큰 덩어리를 작은 덩어리로 변하게 하는 작용
  ② 세포막의 영양소 투과
  ③ 세포내의 불포화산 산화
  ④ 간장의 콜레스테롤 제거
  ⑤ 인산과 콜린의 공급

  2. 레시틴이 많이 들어 있는 식품으로는 현미, 땅콩, 들깨, 참깨, 콩, 호도, 호박씨, 해바라기씨, 하수오何首烏 등이 있다.

🍄 멜라닌Melanin 색소

피부의 색은 멜라닌이라는 성분이 많으면 색이 검게 된다. 멜라닌색소는 '디하스록옥시페닐 알라닌'이라는 물질이 체내에서 산화되면서 만들어 지는데, 비타민C가 이 과정을 억제하며 강력한 환원작용으로 이미 만들어진 멜라닌을 포박시키는 작용도 한다.

🍄 미네랄Mineral

영양물질 중에서 금속성의 영양분을 미네랄이라고 한다. 칼슘Ca, 인P, 마그네슘K, 철Fe, 염분, 나트륨Na, 불소 등을 말하며 이 중에서 한 가지만 부족해도 병이 생긴다.

미네랄의 생리적 작용은 다음과 같다.
1. 신체의 구성 재료로 쓰인다.
2. 세포의 전해질 평형을 유지한다.
3. 효소의 구성 및 활동에 쓰인다.

➡ **미네랄이 풍부한 식품은 다음과 같다.**

1. 해조류-김, 미역, 다시마
2. 동물류-바지락 조개
3. 채소, 과일 - 토마토, 당근, 시금치, 오이, 순무, 감자, 무, 팥, 토란, 귤, 포도, 밤, 복숭아 등이 있다.

비타민 Vitamin

비타민은 아주 작은 영양소로서 신체의 신진대사를 원활하게 하여 주므로써 적당한 신체발육과 건강유지에 도움을 주는 물질이다.

기름에 잘 녹는 지용성脂溶性 비타민에는 A, D, E, K가 있는데 체내에 일단 흡수되면 체외로 쉽게 배설되지 않는 성질을 가지고 있다. 물에 잘 녹는 수용성水溶性 비타민에는 C, B_1, B_2, B_6, B_{12}, 니코틴산, 엽산 등이 있는데 다량 섭취하더라도 소변으로 곧 배설되기 때문에 과잉증은 생기지 않는다.

우리 몸에서 필요한 3대영양소라 불리는 단백질, 탄수화물당질, 지방과 더불어 비타민, 미네랄을 포함하여 5대 영양소라고 한다. 비타민은 매일, 식품이나 영양제로 섭취해야만 한다. 여기에서 일반적으로 우리가 알기 쉬운 유익한 점만 간추려 보았다.

■ 비타민A 카로틴 = Carotin

상피조직上皮組織의 정상기능 유지, 시력보호, 뼈의 성장, 암의 예방에 효과적이다.

- 식품 → 우유, 치즈, 버터
- 카로틴 → 녹색야채, 시금치, 토마토, 양배추, 무, 김 등이 있다.

■ 비타민B_1 티아민

신경조직의 기능을 유지해주며 만성피로와 스트레스 해소에 효과가 있다.

- 식품 → 생선의 눈, 토마토, 당근, 배아, 표고버섯 등이 있다.

■ 비타민B_2 리보플라민

성장촉진, 피부나 점막의 생리 작용에 효과가 있다.
- 식품 → 어묵, 간유, 우유, 어란, 무잎 등이 있다.

■ 비타민B_6 피리독신

아미노산 대사에 관여, 신경보호에 효과가 있다.
- 식품 → 소의 간, 돼지고기, 바나나, 고구마, 효모, 우유 등이 있다.

■ 비타민B_{12} 코발라민

핵산核酸, 단백질대사와 적혈구의 성숙과정에 관여하여 효과를 본다.
- 식품 → 동물의 간, 작은 물고기, 계란 노른자, 치즈 등이 있다.

■ 비타민B_{17} 트렐

암세포 사멸, 건강세포 활성화에 효과가 있다.
- 식품 → 살구씨, 비파잎 등이 있다.

■ 비타민P

모세혈관 투과성 증가를 억제, 동맥경화, 고혈압 예방, 혈관을 튼튼하게 한다.
- 식품 → 사과, 레몬 등이 있다.

■ 비타민U

위궤양에 작용하는데, 양배추에 많이 들어 있다.
비타민A, C, E가 뇌졸중을 방지하는데, 필요한 비타민이라는 뜻이 있다.

사포닌 Saponin

물에 잘 녹으며 거품이 일어나는 물질인데, 인삼의 주성분이며 더덕 뿌리에도 들어 있다

➡ EPA의 작용

EPA는 혈전 생성을 억제하여 혈액순환계 질병을 예방하고, DHA는 두뇌 생성 및 발달에 직접 관여하는 뇌를 위한 영양소라고 할 수 있다.
자세한 작용은 다음과 같다.
1. 혈액의 응고를 억제한다.
2. 혈액중의 불필요한 콜레스테롤 수치를 낮춘다.
3. 중성지방을 저하한다.

➡ DHA의 작용

1. 혈액의 응고를 억제하는 작용이 EPA보다 약하다.
2. 혈액중의 불필요한 콜레스테롤을 저하시키는 작용이 EPA보다 강하다. 동맥경화, 고혈압, 혈전증 등의 예방효과가 다른 건강식품에 비해 뛰어나다고 하겠다.

모든 생선의 껍질에는 단백질, 지방, 비타민, 미네랄 등이 쌀보다도 더 많이 들어 있다.

🍄 섬유질纖維質

생물체의 몸을 이루는 가늘고 긴 실 같은 물질을 섬유라고 한다.

섬유식품은 만성병 예방과 노화방지에 효과가 있으며 무병장수에 크게 기여하는 식품이다.

1. 소화물의 창자내 통과 시간을 단축시켜준다
2. 유해물질의 농도를 희석하여 준다.
3. 여러 가지 공해물질, 유해한 식품, 첨가물 등을 섬유소가 둘러싸 흡수되지 않게 한다.

많이 들어 있는 식품으로는 보리, 밀, 옥수수, 콩, 감잎, 야채, 과일, 미역 등이 있다.

🍄 엽록소葉綠素

엽록소는 엽록체 안에 들어있는데, 한 개의 엽록체는 수십 개에서 수백 개의 입자가 모인 것으로 그 한 입자는 단백질과 지방질의 둥근관이 엇갈려 있다.

녹색채소에는 엽록소가 많이 들어 있는데 다음과 같은 작용이 있다.

1. 세포부활 및 항알레르기

2. 조혈 및 지혈
3. 말초혈관 확장
4. 상처 치유촉진

가장 쉽게 구할 수 있는 재료가 무이며 매우 훌륭한 재료이다.

🍄 요오드

요오드는 병적인 조직에 모여들어 혈액순환을 활발히 하여 병적 조직의 흡수를 촉진시키고 상처를 빨리 아물게 하는 작용이 있다. 또 심장, 근육, 지방조직의 중성지방을 제거하는 작용도 한다. 동맥경화증, 고혈압증의 혈압을 낮추고 뇌출혈을 예방하는 효과가 있는데 요오드가 많이 들어 있는 식품은 미역이다.

🍄 정장효과

사람의 창자에 살고 있는 미생물 중 우리 몸에 이로운 균은 발육을 돕는 반면, 해를 끼치는 균은 생육을 억제하는 것을 말한다.

유해균이 만들어내는 독성물질들은 인체에 자가중독을 일으키게 하여 건강을 해치게 된다. 건강장수를 위해서는 정장작용이 중요한데 유산균 음료와 유산균 제제가 이 작용을 하는 것으로 알려져 있다.

🍄 카로틴 Carotin

프리미엄 비타민이라고도 불리며, 체내에 일단 흡수되면 비타민A로 변한다.

비타민A는 C와 함께 인체 내의 모든 기관에 있는 점막의 활동을 강화시켜 주는 작용을 한다.

점막의 저항력이 저하되면 방광이나 신장, 소화기, 입, 귀, 눈에 장해가 일어난다.

🍄 칼륨 Kalium

칼륨은 고혈압의 원인이 되는 염분 나트륨을 상쇄시키는 작용으로 여기에 수반되는 해독害毒을 방지하여 준다.

기능으로는 다음과 같다.

1. 혈액 중의 산알카리 밸런스를 조절한다.
2. 신경이나 자극 전달을 원활히 한다.
3. 심장박동을 조절한다.
4. 세포 내의 기능을 높인다.

칼륨이 많은 식품은 채소, 과실, 감자, 고구마 등이며 특히 푸른 잎 채소에 많이 들어 있다. 열에는 강하여 뜨거운 물로 데치거나 삶아도 파괴되지는 않으나 수용성이기 때문에 상당히 많은 양이 빠져나오게 된다.

■ 비타민U

위궤양에 작용하는데, 양배추에 많이 들어 있다.

비타민A, C, E가 뇌졸중을 방지하는데, 필요한 비타민이라는 뜻이 있다.

사포닌 Saponin

물에 잘 녹으며 거품이 일어나는 물질인데, 인삼의 주성분이며 더덕 뿌리에도 들어 있다

EPA의 작용

EPA는 혈전 생성을 억제하여 혈액순환계 질병을 예방하고, DHA는 두뇌 생성 및 발달에 직접 관여하는 뇌를 위한 영양소라고 할 수 있다.

자세한 작용은 다음과 같다.

1. 혈액의 응고를 억제한다.
2. 혈액중의 불필요한 콜레스테롤 수치를 낮춘다.
3. 중성지방을 저하한다.

DHA의 작용

1. 혈액의 응고를 억제하는 작용이 EPA보다 약하다.
2. 혈액중의 불필요한 콜레스테롤을 저하시키는 작용이 EPA보다 강하다. 동맥경화, 고혈압, 혈전증 등의 예방효과가 다른 건강식품에 비해 뛰어나다고 하겠다.

모든 생선의 껍질에는 단백질, 지방, 비타민, 미네랄 등이 쌀보다도 더 많이 들어 있다.

섬유질 纖維質

생물체의 몸을 이루는 가늘고 긴 실 같은 물질을 섬유라고 한다.

섬유식품은 만성병 예방과 노화방지에 효과가 있으며 무병장수에 크게 기여하는 식품이다.

1. 소화물의 창자내 통과 시간을 단축시켜준다
2. 유해물질의 농도를 희석하여 준다.
3. 여러 가지 공해물질, 유해한 식품, 첨가물 등을 섬유소가 둘러싸 흡수되지 않게 한다.

많이 들어 있는 식품으로는 보리, 밀, 옥수수, 콩, 감잎, 야채, 과일, 미역 등이 있다.

엽록소 葉綠素

엽록소는 엽록체 안에 들어있는데, 한 개의 엽록체는 수십 개에서 수백 개의 입자가 모인 것으로 그 한 입자는 단백질과 지방질의 둥근관이 엇갈려 있다.

녹색채소에는 엽록소가 많이 들어 있는데 다음과 같은 작용이 있다.

1. 세포부활 및 항알레르기

2. 조혈 및 지혈
3. 말초혈관 확장
4. 상처 치유촉진

가장 쉽게 구할 수 있는 재료가 무이며 매우 훌륭한 재료이다.

요오드

요오드는 병적인 조직에 모여들어 혈액순환을 활발히 하여 병적 조직의 흡수를 촉진시키고 상처를 빨리 아물게 하는 작용이 있다. 또 심장, 근육, 지방조직의 중성지방을 제거하는 작용도 한다. 동맥경화증, 고혈압증의 혈압을 낮추고 뇌출혈을 예방하는 효과가 있는데 요오드가 많이 들어 있는 식품은 미역이다.

정장효과

사람의 창자에 살고 있는 미생물 중 우리 몸에 이로운 균은 발육을 돕는 반면, 해를 끼치는 균은 생육을 억제하는 것을 말한다.

유해균이 만들어내는 독성물질들은 인체에 자가중독을 일으키게 하여 건강을 해치게 된다. 건강장수를 위해서는 정장작용이 중요한데 유산균 음료와 유산균 제제가 이 작용을 하는 것으로 알려져 있다.

🍄 카로틴 Carotin

프리미엄 비타민이라고도 불리며, 체내에 일단 흡수되면 비타민A로 변한다.

비타민A는 C와 함께 인체 내의 모든 기관에 있는 점막의 활동을 강화시켜 주는 작용을 한다.

점막의 저항력이 저하되면 방광이나 신장, 소화기, 입, 귀, 눈에 장해가 일어난다.

🍄 칼륨 Kalium

칼륨은 고혈압의 원인이 되는 염분 나트륨을 상쇄시키는 작용으로 여기에 수반되는 해독害毒을 방지하여 준다.

기능으로는 다음과 같다.

1. 혈액 중의 산알카리 밸런스를 조절한다.
2. 신경이나 자극 전달을 원활히 한다.
3. 심장박동을 조절한다.
4. 세포 내의 기능을 높인다.

칼륨이 많은 식품은 채소, 과실, 감자, 고구마 등이며 특히 푸른 잎 채소에 많이 들어 있다. 열에는 강하여 뜨거운 물로 데치거나 삶아도 파괴되지는 않으나 수용성이기 때문에 상당히 많은 양이 빠져나오게 된다.

🍄 칼슘 Calcium

칼슘은 골격의 성장과 유지, 효소반응의 활성화, 호르몬 분비에 중요한 역할을 하며 신경자극 전달 등으로 두뇌 건강에도 필수적인 영양소이다.

또 혈액의 응고 작용을 풀어 혈행을 원활케 해주고 근육구축을 증강시켜 왕성한 체력을 유지시켜 준다.

생체 이용물이 높은 칼슘은 생수, 생우유, 굴에 함유된 칼슘이며 멸치, 소뼈, 야채 등에도 이용률은 낮으나 다량의 칼슘이 들어 있다.

또 뇌신경의 이상 흥분을 진정시키고 끈기 있게 정신집중을 시키는 작용도 있다.

🍄 콜레스테롤 Cholesterol

액체비누 같은 물질인데 매일 간에서 1000mg 가량이 생산된다고 한다.

이것이 없으면 인체는 호르몬이나 비타민D, 담즙산 신경섬유의 수초를 만들지 못하므로 콜레스테롤은 우리가 생명을 유지하는데 없어서는 안 될 영양분이기도 하다.

반면 철제 수도관 안에 녹이 끼듯 동맥 안에 누르스름한 플라크라는 퇴적물인 지방성 물질을 만들어 내기도 하는데 이것이 원인이 되어 동맥혈관을 좁혀 혈액순환을 방해하게 된다.

콜레스테롤은 HDL과 LDL이 있는데 HDL은 혈관에 붙어 있는 콜레스테롤을 제거해 주므로 좋은 콜레스테롤이며, LDL은 혈관벽에 붙어서 동맥경화의 원인을 일으키니 나쁜 콜레스테롤이다.

식품 중에 표고버섯은 HDL은 증가시키며 LDL은 감소시킨다. 미역은 HDL은 그대로이나 LDL은 감소시키는 작용을 한다.

탄수화물

포도당, 과당 등 단당류나 다당류가 결합한 당질을 말하는데 탄소, 수소, 산소의 3원소로 이루어져 몸의 주요 에너지원이 된다.

쌀, 빵, 면류, 고구마, 설탕 등이 대표적인 식품이다. 과일이나 꿀 등의 단당류는 흡수가 가장 잘되며 몸에 부담을 주지 않지만 피하 지방으로 변화되기 쉬운 특징이 있다.

고구마, 바나나, 밤 등의 다당류는 단당류보다 흡수율이 떨어지지만 이들 식품은 포도당이 된 다음 흡수되므로 양적으로 가장 많이 흡수하게 된다.

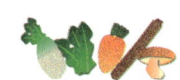

내몸을 살리는 야채수프 365 건강법
Vegetable Soup to make use of my body hygiene

2010년 2월 15일 초판 1쇄 발행
2011년 9월 15일 중판 1쇄 발행

| 지은이 | 다테이시 가즈 |
| 편 역 | 김 진 형 |

펴 낸 곳	아이템북스
펴 낸 이	박 효 완
편집 기획	정용숙 · 전상훈
디 자 인	김 영 숙

출판등록	2001년 8월 7일
등록번호	제2-3387호
주 소	서울시 마포구 서교동 444-15
전 화	02-332-4337
팩 스	02-3141-4347

※ 잘못된 책은 바꿔 드립니다.